普通高等教育公共基础课系列“十三五”规划教材

YIXUESHENG CHUANGYE JICHU

医学生创业基础

主　编　陆增辉
副主编　农　圣　张　明
编　委　潘廷将　黄乙静　张文玲
郑学森　李明怡　黄敬文
龙奇军　练家豪

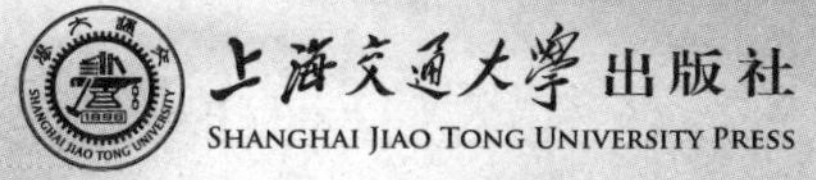
上海交通大學出版社
SHANGHAI JIAO TONG UNIVERSITY PRESS

内容提要

本书分为10章，内容分别为导论、创业精神与人生发展、认识创业、创业者和创业团队、创业机会识别与评估、创业融资、创办企业、新创企业生存管理、企业财务管理、电子商务在创业中的运用等。

本书可作为医学高等院校创业相关课程的教材，也可作为学习创业基础知识的参考用书。

图书在版编目（CIP）数据

医学生创业基础/陆增辉主编. —上海：上海交通大学出版社，2017（2018重印）

ISBN 978-7-313-18118-3

Ⅰ.①医… Ⅱ.①陆… Ⅲ.①医院—管理 Ⅳ.①R197.32

中国版本图书馆CIP数据核字（2017）第227279号

医学生创业基础

主　　编：陆增辉

出版发行：上海交通大学出版社　　　地　　址：上海市番禺路951号

邮政编码：200030　　　电　　话：021-64071208

出 版 人：谈　毅

印　　制：三河市越阳印务有限公司　　　经　　销：全国新华书店

开　　本：787mm×1092mm 1/16　　　印　　张：11

字　　数：264千字

版　　次：2017年9月第1版　　　印　　次：2018年7月第2次印刷

书　　号：ISBN 978-7-313-18118-3

定　　价：39.80元

前　言

近年来，大学生就业已成为非常突出的问题，在大学生就业形势极为严峻的情况下，创业不失为一种较好的解决就业的途径，而且大学生创业利于促进科技创新与有效提高科学技术水平，在经济繁荣发展的过程中不断扩大就业。近年来，政府与高校为促进大学生创业做出了积极的努力，也取得了一定的效果。但是受多种因素的限制，大学生创业总体状况不容乐观，有必要通过社会、政府、高校与大学生等群体的共同努力，积极改善大学生创业环境，有效促进大学生创业。

大学生在大学里学习，其创业肯定少不了学校方面的支持，学校以创业教育的方式对大学生自主创业进行帮助，学校教育对于大学生创业影响也较大。

本书顺应“大众创业、万众创业”的时代潮流，综合创业教育基础知识和相关案例，对大学生创业问题进行了深刻和广泛的探讨。对大学生学习创新知识和毕业后进行创业能起到非常重要的作用。

由于编者水平有限，加上时间仓促，书中存在的疏漏之处，恳请广大读者批评指正。

目录

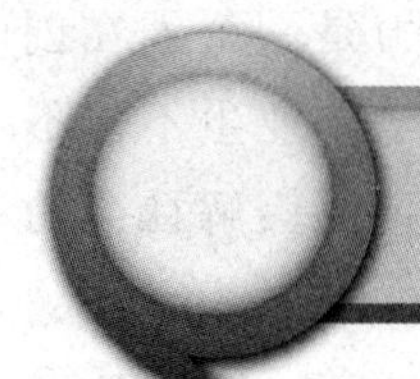

第一章 导论

章节学习重点 ZHANGJIEXUEXIXHONGDIAN

大学生创业的意义。

学习目标 XUEXIMUBIAO

学习完本章，理解大学生创业的意义，并从十大经典成功案例中激发创业的兴趣。

达标标准 DABIAOBIAOZHUN

（1）能够陈述大学生创业的意义。

（2）了解十大大学生创业典型案例。

无论是“大学生心灵导师”李开复，还是“创业教主”周鸿祎，他们都在不停地奉劝：“大学生不要直接创业，要先进入社会积累一些经验……”似乎大学生创业或大学毕业就创业，成为创业失败的另一种说法。但是真实情况真的是这样吗？

经过调查不难发现，创业成功者大多都是典型的“大学生创业者”，他们用自己的实例证明了，中国大学生创业者也可以如硅谷的扎克伯克，比尔·盖茨那样，做一个成功的大学生创业者。

当然，创业有风险，入行需谨慎，一个创业者必备的素质是能清楚判断形势做出决策，究竟你是否要直接创业，还得你自己说了算。

第一节 大学生创业的意义

随着高等教育从“精英教育”向“大众教育”迈进，高校毕业生就业形势日益严峻，大学毕业生数量将远远超过空缺岗位的数量。有专家指出，近几年城镇每年需要就业的人数将保持在 2400 万人以上，而在现有经济结构下，每年大概只能提供 1100 万个就业岗位，年度就业岗位缺口较大。因此，今后在很长一段时期内，大学生将面临更为严峻的就业形势。因此，大学毕业生创业具有十分重要的意义。

一、有利于缓解大学生就业压力

大学毕业生的创业能力有利于解决大学生就业难的问题。创业能力是一个人在创业实践活动中的自我生存、自我发展的能力。一个创业能力很强的大学毕业生不但不会成为社会的就业压力，相反还能通过自主创业活动来增加就业岗位，以缓解社会的就业压力。

二、有利于大学生谋求生存与自我价值实现

大学毕业生通过自主创业，可以把自己的兴趣与职业紧密结合，做自己最感兴趣、最愿意做和自己认为最值得做的事情。在五彩缤纷的社会舞台中大显身手，最大限度地发挥自己的才能。创业并非人人成功，既然如此，为什么还有众多的人选择了创业这条路径呢？谋求生存乃至自我价值的实现是创业最主要的原动力。

三、有利于大学生实现致富梦想

如果大学生要想变得非常富有，开创自己的事业是最有希望实现致富的目标，没有人靠为别人打工把自己变得惊人地富有。当前，大学生的就业观念正在悄悄地发生改变，一个鼓励创业、保护创业、崇拜创业的大环境正在逐步形成。原先由政府包揽的就业和创业活动逐渐被市场取代，产业结构调整带来的巨大创业机会，以及政府出台“创业带动就业”的政策，促使大学生踊跃创业，大学生通过自主创业将实现致富梦想。

四、有利于促进中小企业的快速发展

从国际经验来看，等量资金投资于小企业，它所创造的就业机会是大企业的四倍。一个国家有99.5%的企业属于小企业，65%～80%的劳动者在其中就业。美国对中小企业的发展一直比较重视，称其为“美国经济的脊梁”，美国企业创新产品中82%来自中小企业。而我国小企业太少，因此，鼓励大学生自主创业有利于中小企业的快速发展。

五、有利于培养大学生艰苦奋斗的作风

大学生自主创业的过程中，困难和挫折，甚至失败都在所难免，这就要求自主创业的大学毕业生具备顽强的意志和良好的品格，勇于承担风险，自立自强，艰苦拼搏。通过创业培养了自立自强意识、风险意识、拼搏精神和艰苦奋斗的作风。

六、有利于培养大学生的创新精神

创新是一个民族的灵魂，是一个国家兴旺发达的不竭动力。青年大学生作为中国最具活力的群体，如果失去了创造的冲动和欲望，那么中华民族最终将失去发展的不

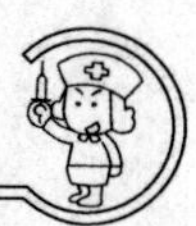

竭动力。大学生的创业活动，有利于培养勇于开拓创新的精神，把就业压力转化为创业动力，培养出越来越多的、各行各业的创业者。

第二节 十大大学生创业成功典型案例介绍

一、郭敬明

郭敬明，这个伴随着“80后”成长的名字，如今他的小说也影响着“90后”，并开始被“00后”所喜爱，我们在这里不评判小四的文学水平，导演水平，以及身高，单以一个创业者的身份来看，他是极其成功的。

郭敬明大学时期便开始创业，虽然他常年霸占着中国作家收入排行榜榜首，但是他在商业上的成功甚至让他的作家身份也黯然失色。如果你只是觉得这个瘦弱的男人只会玩弄一些小女生喜欢的华而不实的文字，那么你就太小看他了，郭敬明绝对有着惊人的商业嗅觉。郭敬明在大学时便成立“岛”工作室，出版一系列针对自己小说受众的杂志和期刊，而后成立柯艾文化传播有限公司，逐渐建立起自己的商业版图。

而且，以今天各个期刊纷纷转型产业链服务来看，郭敬明早在2005年就察觉了这一点，从那时起他就为刊物读者提供“立体服务”。例如，推出音乐小说《迷藏》，推出小说主题的写真集，拍摄《梦里花落知多少》偶像剧，在青春读物的基础上打造了一条属于自己受众的文化消费产业链，开始深耕产业布局。而今，郭敬明已经把自己的小说《小时代》拍出了电影，第一部便直奔5亿的票房……

知乎上有人这么描述郭敬明“其实中国的年轻人并没有什么本质的变化。对于大学和社会的幻想，对于爱情和成功的畅想，对于华服美食的渴望，是每一代中学生的必由之路。真正重要的其实仍是郭敬明本人。他或许是中国这二十年来唯一一个认真去满足上述需求的作者。”——真正伟大的创业者是干什么的？满足大众的需求。

二、施超

施超是成都中医药大学临床医学院2011级的学生，2015年，大四的他才24岁，凭借自主创业成了名副其实的百万富翁。

施超是江苏人，他的父母爱给他买书，他也从小就爱看书，“爸妈都很朴实，从不给我讲什么大道理，只是培养了我读书的爱好，从书里学知识、学道理。我从小学认字开始到高中毕业那段时间读了超过1000本书，中外名著、人文百科、各类杂志我都读。”

他认为，那1000本书，不仅让自己拓宽了知识面，也为他的创业打下了基础。“因为读了比较多的书，所以我对自己要销售的图书，选择起来比较得心应手，懂得如何判断一本书是不是好书，也清楚什么书适合什么样的读者。”于是，施超将自己的创业项目初步选定在了图书销售上。

高考完那个暑假，施超开始在家附近的广场上摆地摊卖书，新的、旧的都有，都是他认为的好书。两三百本书不到一个星期就可以卖完，大约每天能挣70元，施超赚到了人生中的第一桶金。

2011年来到成都上大学后，施超也没放弃自己的图书销售，趁周末时在学校里摆摊儿卖书，规模虽小，但在大二时已经攒下了近10万元。

腰包渐渐鼓起来的施超利用学校的创业政策在学校开了一个实体书店——超然书斋。可是实体书店并不赚钱。为了维持书店的运营，施超开始去成都的高中销售课外读物。

“我当时是跟出版社合作，拿着我选出来的书单，找高中学校的老师谈，然后再让同学们从书单中选出书，我再反馈给出版社，然后备货、送货。这样没有中间商一层层赚，我拿到的货源比一些大型连锁书店都便宜，所以最后书送到同学们手上时，价格也要比定价低。而且为了让学校老师、同学们解除后顾之忧，我都是先向出版社垫付货款，同学们拿到书后，再把钱付给我。”

后来，感觉到自己忙不过来的施超找来10个自己的中学同学，将图书销售业务扩展到了上海、江西、湖北等地方。业务渐渐扩展后，他又筹建了自己的文化公司——江苏超然文化发展有限公司，24岁的他，赚到了100万元。

现在，施超的书斋每年会拿出一部分的收益资助学校的一个创业者联盟，帮助有想法的同学启动计划。每年学校的同学们去支教时，他也会给那些山区的学生带去课外书，每年都会捐出2 000本。

三、山西中医学院学生的创业故事

就读中西医结合临床医学专业的张林芳，2013年参加学院举办的创新创业比赛。她遇到了创业路上第一个困难：拿什么项目去创业？两眼一抹黑，没场地、没资金、没时间、没方向，这是大学生创业遇到的普遍困难。

她鼓动宿舍其他3个同学一起参与，大家商量着要做理疗。张林芳说：“弄这个咱们不如针灸推拿专业的学生，而且场面铺得太大，不好操作。”这时，手里的奶茶提醒了她。“我们做奶茶吧，做有中医特色、能养生保健、好喝的奶茶。”于是，一个小小的创业项目就这样诞生了。

如今，在山西中医学院，像张林芳这样“初生牛犊不怕虎”的青年学生，以勇于创业、不断创新的实践，担负起“草根创业、大众创新”的时代责任。

张林芳和她的几个同学搞的创业项目，在艰难中起步。没场地，她们就在实验室研究、在宿舍调制；没资金，大家拿出自己的奖学金；没时间，晚自习后、周六日，都有大家忙碌的身影；没方向，学校那么多专业的老师，经常去请教。

就这样，一天天过去，她们的思路越来越明确，产品种类越来越丰富，大家的信心也越来越足。

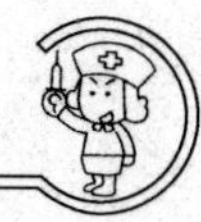

2014 年，作为学生创业的代表，她们用自己做的中药奶茶接待了来学院进行中医专业认证的专家，得到了专家的一致好评和鼓励。

紧接着的首届“晋商杯”大学生创业大赛，她们和 10 所高校的 100 多个项目共同比拼，最终拿到了优秀奖和第一笔创业奖金，这也是该学院为数不多、已经将创业想法转化为成果的团队。

“载誉归来，学校对我们的项目也越发重视。”张林芳说。她们以大学生实践基地的创业为平台，以中药奶茶为特色成立了第一个创业实体——橘井茶吧。

开业那天，来了好多专家和媒体，山西日报、山西晚报、新华网等媒体报道了她们创业的事迹，这给了她们莫大的鼓励。

学校成立学生创业资助培训中心、中医技术创业实践基地等 5 个部门，还成立了一个学生创业服务组织——青创联盟。

学校搭建各种创业平台，学生是台上唱戏的“主角”。学校为学生创新创业提供各种服务，学生有了创新的意识和动力。

四、陈鸥

聚美优品的 CEO 陈鸥也是一名标准的大学生创业者，他的大学生创业经历要追溯到他的上一个创业项目 GG 游戏平台。陈鸥 16 岁的时候考上了新加坡南洋理工大学，作为一个资深游戏爱好者，在大四的时候陈鸥决定在游戏领域创业，凭着有限的资源做出了后来影响力巨大的 GG 游戏平台。作为当时没有任何资源的大学生创业者，那时的创业经历是非常艰苦的，据陈鸥回忆，那时候他为了节省成本，不得不每天都吃最便宜的鱼丸面，最后吃得都有些“脑残”了。

后来，陈鸥出售 GG 平台，获得了千万级别的收益，也为自己后来的创业道路做了极好的铺垫。而他创造的 GG 游戏平台，现在仍然是东亚地区最受欢迎的游戏平台之一，全球拥有超过 2400 万用户。

五、蒋磊

铁血网创始人蒋磊——典型的大学生创业者，16 岁保送清华，创办铁血军事网，20 岁保送硕博连读，中途退学创业。如今，铁血网稳居中国十大独立军事类网站榜首，铁血军品行也成为中国最大的军品类电子商务网站，年营收破亿，利润破千万。

倒回 2001 年，16 岁的蒋磊初入清华园，电脑还没有在这个普通宿舍出现，他只能去机房捣鼓他的网页，他想把自己喜欢的军事小说整合到自己的网页上，他的“虚拟军事”的网页一经发布，就吸引了大量用户，第二天就达到了上百的浏览量。蒋磊很兴奋。他把“虚拟军事”更名为“铁血军事网”。

2004 年 4 月，蒋磊和另一个创始人欧阳凑了十多万元，注册了铁血科技公司。期间蒋磊还被保送清华硕博连读学习了一阵。2006 年 1 月 1 日，蒋磊最终顶住了家庭以及学校的压力毅然决定辍学创业，以 CEO 的身份正式出现在铁血科技公司的办公室里。经过12年的努力，目前蒋磊的公司拥有员工200余人，他创办的网站已成为能够提供社区、电子商务、在线阅读、游戏等产品的综合平台。据透露，截至2012年12月，网站已有1000万注册会员，月度覆盖超3300万用户，正处于稳步且高速的增长中。

六、黄恺

风靡全国，中国最成功的桌游三国杀，其创始人黄恺正是一位标准的大学生创业者。黄恺2004年考上中国传媒大学动画学院游戏设计专业，他在大学时期就开始“不务正业”，模仿国外桌游设计出了具有中国特色，符合国人娱乐风格的桌游《三国杀》。2006年10月，大二的黄恺开始在淘宝网上贩卖《三国杀》，没想到大受欢迎，而毕业后的黄恺并没有任何找工作的打算，而是借了5万元注册了一家公司，开始做起《三国杀》的生意，2009年6月底，《三国杀》成为中国被移植至网游平台的一款桌上游戏。2010年，《三国杀》正版桌游售出200多万套。

粗略估计，《三国杀》迄今至少给黄恺带来了几千万的收益，并且随着《三国杀》品牌的发展，收益还将会继续增加。

七、黄一孟

电驴（VeryCD）之父黄一孟是一名中途离开大学的创业者。2003年，verycd.com只是爱好计算机的大学新生黄一孟陆续注册的众多个人网站中的一个。当时，因为不满于网络上质量不高且需收费的电影资源，VeryCD很快聚集起了一批和黄一孟有着类似热情的用户，他们在下载的同时也愿意上传自己的资源。这让黄一孟意识到，这个所谓的个人网站不再只对他一个人具有价值。

黄一孟除了是VeryCD的创始人，也是心动游戏的创始人。2012年，心动游戏的收入达到了10亿人民币，从入不敷出的VeryCD到年收入10亿的网页游戏公司。黄一孟一直是依靠自己的感觉和摸索去创业的。

八、王学集

王学集出生于浙江温州，毕业于浙江理工大学。大学时和两位同学一起创业，大三时正式发布phpwind论坛程序，2004年大学毕业的王学集成立公司，公司亦命名为phpwind，中文名“杭州德天信息技术有限公司”，专门提供大型社区建站的解决方案。目前，phpwind已成为国内领先的社区软件与方案供应商，PW6.3.2版本的推出更是在社区软件领域里树立起了一个极高的技术壁垒，phpwind8.0系列版本则推动了社区门户化。

phpwind于2008年5月被阿里巴巴以约5 000万元人民币的价格收购，现在隶属于阿里云计算有限公司，为阿里云计划提供了强有力的支持。

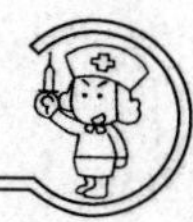

九、黄家雁

东莞宽松的创业环境以及逐渐完善的创业服务，催生了一批以“90后”为代表的创业者，广东医学院大二学生黄家雁就是其中的一位。今天的我们一起来关注他的创业梦。

进入寒假，广东医学院校园里冷冷清清，大部分学生已经放假回家，而黄家雁却在宿舍里剪辑他刚拍回来的素材。黄家雁：“酒店有魅力女性的比赛，主要体现女性魅力的一方面，我们团队就去帮他们拍了。”

今年刚刚20岁的黄家雁学的是医学预防专业，但他说他真正爱好的是后期制作与拍摄。为此，大一刚进学校，他就加入了大学生传媒中心，闲暇时间就网上自学视频制作与后期包装。很快，他便成了传媒中心后期制作组的负责人。

黄家雁：“学医的正常情况下不应该搞影像的东西，但是这两方面没有太大的冲突，每个人都有自己的兴趣爱好。”

2014年，东莞在全国率先实施电子商务企业集群注册，企业无须办公或经验场所就可以开展经营活动。这项改革举措让黄家雁看到了商机。于是，他与三个志同道合的同学一起拿出了自己所有积蓄，成立了一家工作室，购买了航拍机、单反相机等一批拍摄素材，正式开始创业。

一专多能的团队人员，为工作室的正常运作节约了成本，而影视市场竞争力大，工作室要盈利就必须找到自己的模式和方式。黄家雁抓住客户心理，在价钱和服务上做文章，迅速建立了工作室的口碑，短短几个月便开始盈利。

黄家雁：“经历了很多拍摄的问题，我们都慢慢克服了，觉得挺有意义的。”黄家雁说，他不会放弃学业去创业，他希望在大学期间积累更多经验，为大学毕业后的创业打下基础。

十、陈健

2014年，他领到了建宁县第一张家庭农场营业执照；如今，他创立了“黄桃小子”品牌，开启了建宁黄桃互联网品牌推广之路。从创业至今，他的团队销售了超过3 300箱、12吨的黄桃。

2013年，从福建医科大学毕业的陈健，回到了建宁溪口镇的家中。父母务农承包了100多亩山地，但收益无法和投入相称。当年中央一号文件提出了家庭农场概念，陈健萌发了创业的梦想，决定试水。

这一想法让父母无法接受。陈健声称，是还没有找到工作暂时回家帮忙。他跑到县工商局去咨询怎么办营业执照，没想到，成了建宁县第一个家庭农场主。

拿到营业执照，陈健做的第一件事是向父亲“借”地：“父亲是果山的承包权人，我鼓动他连人带果山都投到我的家庭农场，我给他发工资和分红。”

陈健定期从县农业局请专家指导，在果园里养土鸡，果园里的虫子、青草，是散养土鸡的食物，鸡的排泄物是果园的天然有机肥料。

可大半年的辛苦劳作，最终的价值体现却不尽如人意。到了收获的季节，一般是依靠采购商，虽然大批量销出去了，但好水果未必能卖出好价钱。

为了拓宽销路，陈健采用最传统的销售方式，把水果拉到大城市的水果交易市场交易，一手交钱一手交货，但收效甚微。

来年，他将烦恼跟福建医科大的老师同学们交流，他们一起帮着陈健在各自的朋友圈里义务推广，“依靠朋友的力量，不是长久之计。”陈健决定将农产品的销售突围点放在黄桃上。

怎样提高水果的价值？陈健四处咨询，他的热情和梦想感动了很多业界人士。他们给陈健指出了品牌化的道路。2017 年 3 月，陈健注册了商标“黄桃小子”，有了商标，如同有“身份”，有标准，农产品才能真正成为商品。

陈健还先后在认证微信公众号“小健农场”推出定点打折、集赞试吃等活动。例如，7 点发布消息，顾客 9 点前预订打 8 折，10 点前预订打 9 折。集赞试吃更是送出了 30 多箱黄桃，两次活动有效地把“黄桃小子”的品牌、口碑传播出去，“有一个试吃中奖的顾客，后来拉动单位里一百多人下了订单”

学习笔记 XUEXIBIJI

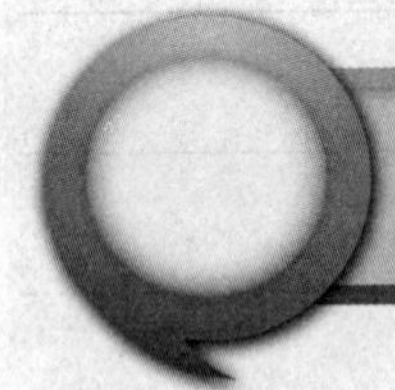

第二章　创业精神与人生发展

章节学习重点 ZHANGJIEXUEXIXHONGDIAN

（1）创业精神的概念和原理。

（2）创业能够极大的促进个人和社会的发展。

学习目标 XUEXIMUBIAO

学习完本章，学生应该能够理解什么是创业精神，理解创业是如何促进个人和社会发展的。

达标标准 DABIAOBIAOZHUN

（1）能够陈述创业精神的含义。

（2）能够陈述创业如何促进个人和社会的发展。

第一节　什么是创业精神

创业精神又称为企业家精神，也就是在创业过程中指导创业者的创业行为的精神特质。创业者的创业精神主要是在通过创新手段、有效利用资源、为市场或社会创造出新的价值的过程中体现出来的。创业精神就是创新精神，创业者能够把创新的概念用于实践，敢于承担一定的风险，创造出被社会承认的价值，这就是创业精神的具体体现。

在精神层面，创业精神指的是以创新为基础的思考方式和行为方式，是指导人们行为的精神，也可以说是系统创新精神。

在实体层面，创新精神是指实施创新精神的全过程，创业者在创业精神的指导下，通过发掘机会、组织资源、建立新机构或新公司、并在市场中获得价值，这样一个实施创业的全过程。

今天的大多数经济学家都认为，创业精神是在各类社会中刺激经济增长和创造

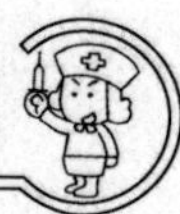

就业机会的一个必要因素。在发展中国家，成功的小企业是创造就业机会、增加收入和减少贫困的主要动力。因此，政府对创业的支持是促进经济发展的一项极为重要的策略。

社会群体文化也与创业精神相关。创业精神在不同文化中的差异在某种程度上取决于创业所能得到的回报。看重社会地位和专业经验的文化可能不利于创业，而推崇通过个人奋斗取得成功的文化或政策则很可能鼓励创业精神。

创业精神具体体现在以下几个方面。

一、机会敏锐，善于决断

创业者的成功，很大程度上取决于他们对机会具备天生的敏锐感和判断力，正如经济学家柯兹纳所言："机会源于信息不对称。"正是这种"精细和敏锐"使创业者能够抓住眼前稍纵即逝的机会，并且常常先于平常人看到这些机会的苗头，从而为采取行动赢得先机。捕捉机会需要洞察先机，需要耐得住寂寞，潜心研究纷纭复杂的事物，达到见微知著的效果。

捕捉机会需要跳出原有的框架和套路。需要的是在鲜活的实践中探讨方法，而不是在故纸堆里寻求答案。

捕捉机会不需要寻求完美。新生事物之所以是新生，就是因为其不完美，需要发展和完善。所以对机会的把握不能等到有绝对把握的时候，因为那时机会已经是明日黄花。

二、首创精神，冒险精神

创业者怀揣着一种梦想和意志，企图建立一个属于自己的"王国"，他们不甘人后，思想和行动常常先于天下，这为创业者们创造财富提供了"先动"优势。冒险精神是创业者身上表现出的突出特质之一，创业者的血液中流淌着对"生意"的激情，他们具有创造的激情，追求成功的激情，施展个人能力和智谋的激情，他们喜欢挑战，迎接变革，敢于冒险去追求成功。

企业家的冒险是在精心"计算"基础之上的理性决策，他们胆大心细又才智过人，对于这一点，他们在经历了从成功到失败、再从失败到成功的过程，实现了资源的"新组合"，这是创业精神最重要的特征，即以新的形式和方法，把资本、技术等要素有效地组合起来、创造性地应用到企业生产和管理过程中去。

三、渴望成功，百折不屈

只有不甘平庸，而且具有强烈"成功欲"的人，才有成为企业家的资格。创业者具有征服的意志，战斗的冲动，证明自己比别人优越的冲动，他求得成功不是为了成功的结果，而是为了取得成功的过程，企业家具有坚韧不拔的毅力，百折不挠战胜困难的能力和面对失败的勇气。

四、敬业进取，直面挑战

敬业精神是个体以明确的目标选择、朴素的价值观、忘我投入的志趣、认真负责的态度，从事自己的主导活动时表现出的个人品质。敬业它表达的是这样一种含义：对自己所从事的职业怀着一份热爱、珍惜和敬重，不惜为之付出和奉献，从而获得一种荣誉感和成就感。敬业精神，是和兢兢业业、精益求精的工作态度联系在一起的，是和诚实守信、质量效率联系在一起的。“敬业”就是“专心致志以事其业”，即用一种恭敬严肃的态度对待自己的工作，认真负责，一心一意，任劳任怨，精益求精。敬业精神是做好本职工作的重要前提和可靠保障。

很多人对于困难和挑战退避三舍，不敢、不愿直接面对。其实很多问题不因我们的有意忽视而消失，甚至会积存为大问题，形成大危害。或者该解决的时候不解决，而错失良机。勇敢地面对挑战，才有战胜挑战的机会和胜利的可能。当我们跨越一个个挑战的时候，会有一种畅快的感觉，人生便有一种新的境界。创业也是一样，对于挑战只能面对，不能回避。创业过程就是一连串的面对问题、解决问题的过程。

五、漠视财富，注重效益

创业却又漠视财富，非一定的境界是不容易做到的。但也正是这种超然物上的理念，使得这类创业者能够获得巨大的成功。他们已经不是为了赚钱而赚钱。赚钱只是过程而非结果。

效益是说我们为社会、为消费者提供了什么。当我们重视这种效益的时候，我们会从消费者的角度去考虑，考虑消费者需要什么，考虑消费者喜欢什么。当消费者喜欢我们的产品和服务的时候，自然会带来销量的增长，结果便是我们事业的蓬勃发展。

六、永不满足，与时俱进

不满足和不知足应该是两个层次的概念。不满足是不以已经取得的成绩而止步、松懈。不会躺在功劳簿上休息，甚或睡大觉。不知足却有贪念的意思，有得寸进尺之嫌。对创业者来说，只能有不满足的心态，而不能有不知足的抱怨。只有不满足，才能鞭策自己更上一层楼，才能做得更好。不满足，还代表一种谦虚、不自满的心态。当我们有了一定成绩的时候，很多人就会沾沾自喜，有一些骄狂，殊不知也正是这个时候隐患在悄悄地形成，一旦累积到一定时候，就会把事业的大厦颠覆。创业之所以是一个过程，是因为它不可能一劳永逸，而是不断有问题让我们解决，这就不容许我们有所懈怠，而是要持续的付出努力。

与时俱进表现的是一种应变能力、忘却能力。随着环境、市场的变化而调整产品体系，调整经营思路和管理方式。尽管我们以前的手段很有效，可是市场变化了，需求变化了，假如我们的产品和服务没有跟上，淘汰出局也不是什么不可能的事情。

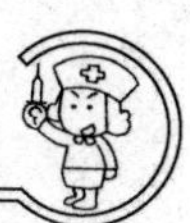

第二节　创业精神对人生发展的作用

从广义上讲：创业就是用创业精神，在生产活动中创新、创造出你的未来。

从狭义上讲：创业是产生创业思维的创业者及团队，发现和捕捉机会并由此创新、创造出新颖的产品或服务，实现其潜在市场价值的商业运作过程，是人们创业意识产生之前到企业成长的全过程。

从广义上讲创业与创业精神在企业中的作用。

案例一：一般员工A君与具备创业精神员工B君在企业中的区别

某企业黄总介绍：从进入企业到离开是所有员工在职业生涯中的必然过程，在这个过程中B君的目标清晰、积极性高、主动性强，往往比得过且过的A君较高质量地完成工作，同时创新改进工作流程，甚至产生数倍于A君的业绩。B君以创业精神为公司付出的同时，其职位与收入比同时入职的A君大幅提升。黄总说：对于类似具备创新、创业精神的员工我们将重点培养，在其具备创业能力时，我们给予其企业内创业的规划，可外派的分公司或空白市场开拓业务，使其可以独当一面，实现人尽其才。

案例二：创业失败入职，创业精神成为职业成长利器

在廊坊石油公司的兰某，2007年一时激情，离职创建了一家翻译公司，在创业过程中虽然积极提升自身能力、统筹规划、开拓市场，但依然难逃创业失败的厄，1年后再次求职进入原单位海外事业部，利用其创业时培养的付出心态、创业思维，完成数个重点项目工作，2年后成为海外事业部的一位中层负责人。2010年见面时，兰某反思说：如果没有那一年在创业中锻炼创业思维、眼界、执行力的经历，现在就不会有比创业前工资、职位高数倍的自己。

所谓创新型人才：就是具有创新精神和创新能力的人才，通常表现出灵活、开放、好奇的个性，具有精力充沛、坚持不懈、注意力集中、想象力丰富以及富于冒险精神等象征。创新型人才的表现有以下几个方面。

（1）有可贵的创新品质。

（2）有坚韧的创新意识。

（3）有敏锐的创新观察。

（4）有超前的创新思维。

（5）有丰富的创新知识。

（6）有科学的创新实践。

创业能力分为硬件和软件，硬件就是人力、物力和财力；软件就是创业者的个人能力，包括专业技能和创业素质。创业素质包括创业热情、态度、价值观、性格和工作能力。

创业案例 CHUANGYEANLI

全球最大医院：郑州大学第一附属医院是如何炼成的

全球最大医院竟然不是我们熟悉的协和或者同济，而是地处中原的郑州大学第一附属医院。本文盘点了其是如何进行急速扩张及延揽人才的，并阐述了其庞大规模带来的隐忧。

即使以现在的规模而言，郑州大学第一附属医院（以下简称“郑附一”）也称得上全世界最大的医院。但这个拥有7000张床位的医院仍然在不断地膨胀，东院区的基建招标即将结束，这意味着它很快能将床位扩张到10000张。比排名第二的四川华西医院整整多了6000张床位。阚全程是这家超级医院的院长，正是在他手上，这家医院开始了近乎飞速的扩张步伐，医院的年收入也从5年前的6.8亿元飙升到了60亿元。这个被称为工作狂的院长喜欢每天清晨时分在病房楼里散步，就像一头雄狮巡视着自己的领地。“医院太大了，我必须做到心里有数。”阚全程说。医院管理是一项极其复杂的工作，更何况是管理这样一家规模前无古人的医院。在某种程度上，阚全程和郑附一的故事，正是中国医疗卫生改革进程中的一个典型缩影。急速扩张的郑附一今时的现状与阚全程个人无法分开。

到今年年底，阚全程预计郑附一的门诊量将超过460万人次，住院病人超过32万人次，总收入预计实现75亿元。2013年，郑附一的年门诊量达406万人次，住院人数接近30万人次，手术接近15万台。仅仅5年前，这家医院床位数还不到2000张，“到现在工作量增长5倍还多，职工增长幅度70%左右。”阚全程比画着手指盘算了一下。2008年是阚全程由副院长升任院长的第一年。这一年开始郑附一踏上了大发展的道路：“我们也没办法，住不上院就在天桥下躺着，生命大于天，我得想办法。”阚全程称面对排队的患者心理压力一直很大，以致医院不断出钱将附近本不属于自己的楼房买下改建，打通院区。随后拔地而起的2号楼、3号楼成为新住院楼。2009年，7号楼改建完成用作住院楼，“当时用的钢架结构，3个月就弄好了。”郑州医疗界一位人士透露，这样的扩建一直在持续，随着患者人数的增多，郑附一发现还需要更多的床位和更好的服务环境，原来老旧、破烂的门诊楼翻修后变成了12号住院楼，目前的11号ICU楼亦是新扩建。“2012年6月，郑附一建成国内最大最先进的新病房楼。”有媒体如此描述。该病房楼总建筑面积达12万平方米，地下3层、地上28层，有进口高速电梯24部，开放床位2848张，49个病区，66间手术室以及CT、MRI、B超等检查科室，是目前国内最大、最先进的智能化综合性病房大楼。“病人越来越多满足不了大家的需求，政府又无能为力，造成的现状就是医院你自己顶住。”郑附一副院长文建国称。

目前，郑附一仅彩超就达138台，各种手术室99间，还拥有国内医院较少的复合式手术平台。事实上，郑附一的大发展与国内众多省会城市医院扩张的路径相同，多年来中国医疗机构走的是市场化的自负盈亏道路。而阚全程认为不同的地理位置是造就今天郑附一的首要条件。河南是人口大省，1亿多人。2009年，新医改的推动下全国新农合参合人数不断上升，河南省卫生计生委副主任秦省称，2014年河南全省共有8262万农民参加新农合，参合率达98.77%。河南农民人均收入水平较低，在新农合未推行前与其他省份的老百姓有着相同的“抗病理念”。直到新农合给予报销，农民才敢出门就医。阚全程认为，郑附一患者出现井喷式拥挤的一个重要原因也来自新农合，一部分是政策释放性的就医人群，另一部分是跨省返回人群。因为新农合无法跨省结算，这使得以往20多万奔赴北京、西安等地就医的患者留在了本省，这两个群体使得郑附一拥挤不堪。

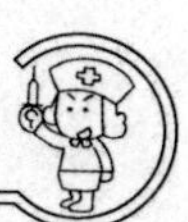

患者的取向是推动郑附一发展的最初动力，与此同时，郑附一也有着得天独厚的优质资源。

在郑州市公立医疗机构大小加起来27家，最具优势资源的是省人民医院和郑附一。事实上省人民医院除了这个极具近亲血缘关系的名头之外，别无额外附带的实际资源优势。郑附一原名“国立河南大学医学院附设医院”，始建于1928年。1958年从开封迁入郑州，更名为河南医学院第一附属医院。1985年更名为河南医科大学第一附属医院。发展到2000年，原郑州大学、郑州工业大学、河南医科大学三校合并，医院正式命名为郑州大学第一附属医院。该背景使得郑附一在河南省内的教学、临床地位独具权威，由于郑附一集教学、临床一体，医院的临床医师身兼教授一职，郑附一在河南省内一直拥有老百姓向往的知名专家、知名教授。然而这样的优势在2008年之前并不明显，当时省人民医院以年收入超越郑附一6 000万元而名列省内第一，其门诊量每天超过郑附一约1 000多人。

2008年几乎是水分岭，伴随着阚全程的“转正”，郑附一采取了较为激进的扩张策略，郑附一大部分医疗收费低于省人民医院，河南18个地市的患者纷纷涌向郑附一。2013年，郑附一以年收入超过省人民医院10亿元而名列省内第一，阚全程预计2014年将超过15亿。医院规模不断扩张，新床位持续增加自然导致医务人员需求不断增多，“医院做大之后就要做强，如果不能做强，这个医院根基就不稳。”阚全程下令“吸引人才”，因为一个医生的培养时间是8年，阚全程显然等不了。于是他便出台政策动员职工们一起物色好医生。据郑州市其他医院人士介绍，阚全程给出的条件特别优厚，前几年的目标是省内地市级、县级医院的好医生，除了高工资外还附带郑州市户口，现在他更将眼光放到了全国和国外。

郑附一一份引进高级科研人才的资料显示，该科研人才应是入选国家“千人计划”、中科院“百人计划”专家、教育部“长江学者奖励计划”特聘专家、国家“973”项目首席科学家、国家杰出青年科学基金的获得者。针对该类人才，郑附一将为其提供科研启动经费1 000万元，每年再给予200万元研究经费，配备工作室和工作助手。此外，除了享受同级正式职工的工资、奖金等福利外，每年还可获得100万元岗位津贴，120平方米住房，工作满10年后产权归个人。高级临床技术人才引进方面，郑附一提供的是科研启动经费500万元，除正常工资奖金外每年100万元岗位津贴，及120平方米住房，工作满10年后产权归个人。诱人的条件令河南省地级市和县级医院的医生们心情彭湃，多位当地知名医生投身郑附一。目前郑附一的在职员工达6 000人，将医学规培生、进修人士算在内，郑附一的工作人员达到1万人。直到目前，郑附一积累了1 000多名博士学位的医生，而河南省共有1 500名。“郑附一绝对是河南省内的第一。”阚全程竖起大拇指称还要做中国的一流医院。

郑附一有一个不成规矩的规矩，员工们找领导办事，必须早晨7点左右赶到院长办公室门口堵门，“他每天特别忙，需要处理的事非常多，我们正常工作时间几乎找不到他。”员工们有事只能起个大早堵院长。这一规矩的形成确切说是阚全程管理时间的一种体现。行政楼的保安回忆，“从阚全程2008年正式升任院长开始，他几乎每天刚过7点就到了办公室。刚开始会有个别员工这时来找他，慢慢地这个时间段接待员工和来访人士成了每天早晨不变的内容，直到现在。”这使得保安的上班时间也提前了。细看阚全程的个人时间，其实这已经是他一天中安排的第2件事，第一件事是六点多起床，步行200米后随意进入一个病房楼去视察式散步。“医院太大了，每天事情很多，我得安排好时间。”阚全程用地道的河南话描述，他希望最晚7点15分之前能通过实地查看发现医院昨天的运行情况。7点15分之后到8点之前处理好员工们的私事，8点之后他和医生们开始一天的工作。“如果我不空出时间来处理他们的事，他们就会拿出上班的时间来办私事。”阚全程称医院的病人太多了，根本浪费不起时间。在员工们眼里，医院就是阚全程的家。若非如此，阚全程就无法掌舵一个上万张床位的超级医院。“医院每个墙角的蜘蛛网有多厚我都能知道。”

最近一段时间，8点30分晨会结束后，阚全程就会匆忙赶到东院区再开基建招标的会。关于东院区的新建，阚全程介绍，这是郑州市经济、政治区域东扩，开发区内按规划缺少一家高端综合性医院，郑附一便顺利入住，规划床位3000张，预计2016年投入使用，阚全程规划该院区将会类似301医院抑或协和医院这样的高端性综合医院，不再加床。而对于医疗行业的管理者来说，卫生计生委从去年开始对医院最语重心长的一句话是“不要盲目扩张规模，不要巨资上大设备”。

2014年6月，卫生计生委下发《关于控制公立医院规模过快扩张的紧急通知》，该《通知》要求，各地要对辖区内公立医院床位规模和建设项目进行严格管理，对严重超出规定床位数标准、未经批准开展项目建设、擅自扩大建设规模和提高建设标准等的公立医院，要进行通报批评，暂停大型医用设备配置许可、等级评审等审批和财政资金安排。同时，国家卫生计生委正在组织编写《全国医疗卫生服务体系规划纲要（2015～2020年）》，将明确各级各类医疗卫生机构的功能定位和资源配置标准。

天津泰达国际心血管病医院院长刘晓程在2015年8月举办的中美医院管理高峰论坛上就表示了对于大型公立医院扩张的担忧。他认为“一个医院体量和效率之间的关系弄不好就走向反面，大型公立医院就像一个超级航母，管理起来非常不容易，而令人尴尬的是医院现在还在干应该政府干的事儿。”同样作为该论坛演讲者的阚全程没有避讳大型公立医院存在的弊端，他列举了四条：①医院规模的扩大，管理难度增大；②公立医院的逐利性；③多点执业等问题上大型公立医院面临诸多体制问题；④各类理想化的医疗政策落实不到位。阚全程表示，医院的后勤保障、医疗质量及医患关系处理等方面尽是挑战。他给出的答案是，公立医院一方面应从内部改善管理方式，一方面积极探索医疗集团、医联体等大改革路径。虽然阚全程对于郑附一的扩张模式充满信心，但担忧的声音也不时传来。在郑附一成为中国第一之前，华西医院因4000多长床位数而位列全国第一，华西医院也经历过一个快速扩张期。但随着其发展思路的转变，目前床位数缩减至3000多张。

“虽然床位差距巨大，但华西医院现在的年收入和郑附一几乎相同，60多亿元。”中国医院协会一位人士认为，华西医院主要在重症领域，相比郑附一要务实许多。该人士认为一个省级医学背景医院应该更多专注于重症，而不是强调数量。如果不改变现有模式，随着分级诊疗的推广郑附一将迎来床位数空置的风险。分级诊疗的其中一条红线是“90%的患者留在县级医院。”据河南省卫生计生委人士透露，目前河南省农民在县级以下医院的报销比例达90%。而郑附一报销比例为40%左右，且这一政策早已推广。

资料来源：中原经济网，http://www.zyjjw.cn/news/health/2015-06-04/238084.html

课后练习 KEHOULIANXI

一、填空题

（1）创业精神又称________。

（2）创业素质包括________、________、________、________。

（3）创业精神的具体体现：机会敏锐，善于决断；____________；渴望成功，百折不屈；敬业进取，直面挑战；漠视财富，注重效益；永不满足，与时俱进。

二、选择题

1. 单项选择题

（1）创业精神在（　　）被激发出来。

A. 实践　　B. 理论　　C. 经验　　D. 存在

（2）在创业与人生发展中的诸多因素中哪个是实现价值的工具（　　）。

A 沟通　　B 自我　　C 情绪　　D 目标

（3）创业精神及人生发展中最重要的是（　　）。

A. 传递正能量　　B. 利益与财富

C. 无尽的荣誉　　D. 传递正能量，打造创业精神

（4）创业精神不包括（　　）。

A. 勇于冒险　　B. 善于创新

C. 控制情绪　　D. 漠视财富，注重效益

（5）创业结果与创业精神的关系（　　）。

A. 没有任何关系　　B. 有一定关系　　C. 有很大关系　　D. 不确定

2. 多项选择题

（1）下面不是引领创业的支柱的是（　　）。

A. 很多的金钱　　B. 有人脉　　C. 有背景　　D. 有创业精神

（2）创新型人才表现为（　　）。

A. 有可贵的创新品质；有坚韧的创新意识

B. 有敏锐的创新观察；有超前的创新思维

C. 有丰富的创新知识

D. 有科学的创新实践

（3）创业精神是创业者在创业过程中行为特征的高度凝结，主要表现（　　）。

A. 自主精神　　B. 创新精神

C. 务实精神　　D. 艰苦奋斗精神

（4）创业者面对创业中出现的问题应采取的态度是（　　）。

A. 冷静地发现问题　　B. 追求问题的责任人

C. 正确地区分问题　　D. 业务太忙暂缓处理

E. 按程序解决问题

（5）创业精神的功能作用（　　）。

A 促进人的全面自由发展　　B 培养伟大的民族精神

C 推动改革开放和现代化建设　　D 推动科技发展

三、名词解释

（1）创业精神

（2）创业能力

四、简答题

（1）创业精神对人生发展的推动作用以及对社会的推动作用？

（2）我们应该怎么培养当代大学生的创业精神？

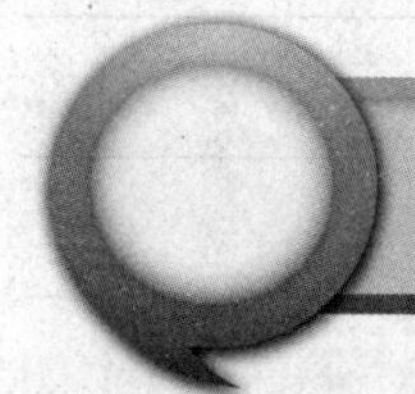

第三章　认识创业

章节学习重点 ZHANGJIEXUEXIXHONGDIAN

（1）企业的定义。

（2）小微企业的定义和特点。

（3）创业的定义、内涵和外延。

（4）知识经济发展与创业的关系。

学习目标 XUEXIMUBIAO

学习完本章，学生应该能够理解为什么要创业，要掌握作为一个创业者应该具备哪些基本的个人特征，要懂得组成创业的素质，及影响创业成功与否的因素，具备剖析自己是不是适合创业的能力，帮助学生正确的、全面的、科学的认识创业。

达标标准 DABIAOBIAOZHUN

（1）能够陈述企业以及小微企业的定义。

（2）能够陈述创业的含义。

（3）可以说出创业者应该具备哪些个性特征和能力特性。

（4）能够理解知识经济发展与创业的关系。

（5）能够剖析自己是不是适合创业。

第一节　企业概述

一、企业的概念

从事生产、流通等经济活动，为满足社会需要并获取盈利，进行自主经营，实行独立核算，具有法人资格的基本经济单位。

——《中国企业管理百科全书》

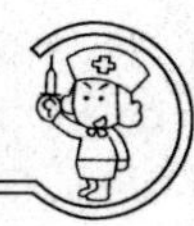

简单地说，企业是一个谋求产出最大化或利润最大化的经济单位。

在现代经济社会中，企业是构成国民经济的基本细胞，企业是社会身体生产力的主体，是人类物质财富的直接创造者，企业的兴衰、实力的强弱决定着一个民族经济乃至整个国力的大小及在世界上的地位。企业的再生产是社会再生产的基本方式。企业的再生产分为简单再生产和扩大再生产。

在生产领域：企业是劳动力和劳动资料直接结合的场所。

在交换领域：企业是实现交换的基本环节。

在流通领域：企业是“劳动者—投资者—企业—国家”这个链条的中间环节。

在消费领域：企业同样也是消费者。

从社会经济的角度来考察，企业就是一个资源转换体，它的基本功能是商品生产和商品交换。它可将各种社会资源转化为有用的商品和服务，满足社会需要。国民经济的发展，不仅取决于企业的数量和规模，更重要的是取决于企业的实力、素质和效益。

二、 企业的基本特征

1. 经济性

这是现代企业最明显的特征。企业作为一个历史性范畴，它不是一般的和永恒的经济现象，而是商品经济发展到一定阶段的产物，也是促进商品经济繁荣的推动者。

一句话，企业的经济性是指人类经济发展的产物（农业—手工业—手工作坊—工场手工业—工厂—企业—跨国企业）。

2. 营利性

企业是以营利为目的经济单位。

3. 独立自主性

任何企业在创办时都有发起人。发起人不仅需要眼光、信心，而且还需要勇气，并要为企业的生存和发展付出巨大的代价，还要承担由此带来的一切后果。

4. 经济法人性

法人是自然人的对称。所谓法人就是依法成立的，有独立参与民事活动，享有民事权利，承担民事义务能力的社会组织，如企业、公司、社团等。

三、小微企业

中小企业划分为中型、小型、微型三种类型，具体标准根据企业从业人员、营业收入、资产总额等指标，结合行业特点来划分。小微企业在税收上的概念和其他部门有所不同，一是资产总额，工业企业不超过 3000 万元，其他企业不超过 1000 万元；二是从业人数，工业企业不超过 100 人，其他企业不超过 80 人；三是税收指标，年度应缴纳所得税金额不超过 30 万元。符合以上三个标准的被称为小微企业。在国内目前的经济形势下，小微企业是提供新增就业岗位的主要渠道，是企业家创业成长的主要平台，是科技创新的重要力量。

第二节　什么是创业

在选择走自主创业道路之前，我们有必要学习和了解创业的基本知识，明确什么是创业以及为什么要创业，以便为未来的创业做好充分而必要的准备。

一、创业的定义

创业是一个古老的名词，早在1800年法国经济学家赛意（J. B. Sey）提出："把资源从生产力较低的地方转移到生产力较高及产出较多的地方"就称为创业。简单来说，创造性地利用资源就是创业。

由于创业所带来的创新对经济发展起到了极大的推动作用，从20世纪七八十年代以来，很多西方经济学家从不同角度对创业作过论述。

长期以来，一些学者用下列术语来描述创业：新颖的、创新的、灵活的、有活力的、有创造性的，以及能承担风险的等。几乎每一个研究创业的人，都有自己的一个关于它的定义，每一个人对它是什么，以及如何最好地定义它，都有自己的想法。

（1）有些学者认为，发现并把握机遇是创业的一个重要部分。

（2）有的学者说，创业包括创造价值、创建并经营一家新的盈利型企业的过程，通过个人或一个群体投资组建公司，来提供新产品或服务，以及有意识地创造价值的过程。

（3）有的学者将创业定义为：创造不同的价值的一种过程，这种价值的创造需要投入必要的时间和付出一定的努力，承担相应的金融、心理和社会风险，并能在金钱上和个人成就感方面得到回报。

（4）国际管理科学学会的教授协会对创业也有自己广义上的定义："对新企业、小型企业和家庭企业的创建和经营。"

（5）马克·J. 多林格在分析、总结了前人观点的基础上，将"创业"定义为："在风险和不确定性条件下，为了获利或成长而创建创新型经济组织（或者组织网络）的过程"。

尽管各种各样关于创业的定义不同，我们仍然能从中发现一些共同的主题。

二、创业的内涵和外延

1. 创业者

毫无疑问，如果没有创业者，就不会有创业。因为，这类人——创业者是创业行动中的关键要素。

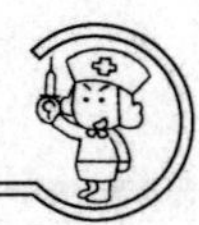

2. 创新

创新包括变化、改革、改造，以及新方法的引进等。创新的具体表现形式是多种多样的，涉及创业活动的所有方面，根据场合的不同，可以分为产品创新、工艺创新、市场创新和管理创新等。通过创新可以满足更多的需求、提高资源的利用率、创造更多的价值等。不管什么人创业，在什么领域创业，离开创新便无从下手。

3. 组织创建

为了寻求已感知到的创新机遇，为了去创造价值，就必须具备有组织的努力和行动。必须有人挑头来做一些事情——采取行动让创业型企业建立并运行起来。但如果没有一定的组织——不管是作为个人，还是作为团队——那种获得资源去寻求创业机遇的能力，将是有限的，甚至是被封锁的。

4. 创造价值的过程

通过企业家的创业，新产品、服务、交易、方法、资源、技术和市场被创造出来，从而对一个社区或市场贡献一定的价值。当各种资源，通过企业家的创业被转换成了产品或服务时，我们也能从中看到价值的创造。在这个转换过程中，价值之所以被创造出来，是因为企业家通过一定的组织形式正在创造一些有价值的、有用的东西。所以创业是创造价值的过程。

5. 是否盈利

创业在营利性和非营利性的环境中都可以发生。尽管我们倾向于大多数创业活动是为盈利而进行的，但是，创业也会发生在社会服务机构、民间艺术组织，或其他类型的非营利性组织中。

6. 成长过程

创业是创建一家企业，并在其成长过程中把握住发展机会。它不是静止不前的，或仅满足于一个市场或一种产品。创业包含着成长。创业包括企业家们愿意试验的新组合和新方法。因此，创业的本质意味着差异，而不是标准。通过创业，创造出独一无二的产品，尝试独一无二的方法。通过它的独特性，占领市场、赢得用户，从而获取利润，得到发展。

创业是一个过程，看似非常简单，就是一系列的决策和行动。但它更是一个需要时间的过程，在这个时间过程中需要付出艰辛和努力，需要不断地做出决策并采取行动。

7. 创业具有风险和不确定性

创业总是存在风险和不确定性的。风险指的是结果（或者收益）的可变性。假如经营企业没有风险的话，它会不断持续扩张，风险是持续扩张的创业的一个限制因素。不确定性指的是创业者在估计外在世界如何运转以及理解环境中因果关系时的确信程度。如果没有不确定性，那么环境就有可能完全被认知，事实上环境是不可能被完全认知的。

根据以上创业定义中的主题要素，我们试着对创业进行一种概括性的定义：创业是创业者围绕某一商机或机会对有形资源和无形资源进行组织、整合，通过创新以期使资源的价值得以彰显并实现经济效益或社会效益的过程。

这里对创业的定义，既涵盖了狭义上的创业，也包含了广义上的创业，可以是新创企业，也可以是原有企业，可以是营利性组织也可以是非营利组织。

第三节　为什么进行创业

人们之所以创业，一定是有其原因和背景的。

一方面，首先是社会环境适合不适合，时代背景需要不需要创业。另一方面，对具体的创业者来说，一定要理清自己为什么要创业，这就需要思索：创业的动机与原因。只有在明确了自己创业的动因，并经过客观的分析来确定自己的创业决策是正确的之后，才可以在创业的过程中树立必胜的信心、坚定的信念，才能够克服创业中的困难，最终取得创业的成功。

一、社会发展需要创业

1. 时代的发展呼唤创业

在我国社会转轨、经济转型的特殊时期，适逢经济全球化、市场一体化、生活生产现代化，从而为创业者提供了巨大的发展空间。

任何事物都有其自身发展的规律。企业也不例外，任何一个企业都有相应的发展轨迹，基本都遵循创立、成长、成熟、衰落的发展过程。原有的传统公司根据其发展的自身规律，必然有一部分企业退出历史的舞台，幸存下来的一部分企业，也在逐步由劳动密集型转向资本密集型企业，两个原因会使原有的企业员工相对数下降。

另一方面，由于生产和技术的发展，产业也不断发展和完善。从产业发展的角度来看，第一产业所需要的劳动力越来越少，第二产业原有企业能够容纳的劳动力也日益减少，新建企业由于资本结构的优化，所需劳动力也有限，所以急需第三产业的发展容纳多余的劳动力。在这种情况下产业结构在发生着巨大的变化，第三产业和新型产业的崛起，可以容纳大量的劳动者。

由于经济的快速发展，居民的生活水平也在显著提高，同时由于生活节奏的加快，生活中的很多方面需要由专门的人员来完成，以提高效率和生活的舒适程度。在这种情况下，很多新型的组织应运而生。各种中介机构、服务组织数不胜数。原先在家庭内做的事情，现在都可以找到相应的商业机构来完成。并且随着分工的细化，还会有越来越多的组织机构产生。

2. 社会发展需要创业

就业人员多，就业环境差。现有的工作岗位不足以容纳需要就业的人群。

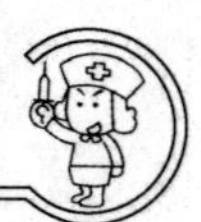

首先，由于历史的原因，我国人口经历了几次生育高峰：解放之初的第一次生育高峰，20 世纪 60 年代自然灾害之后的第二次生育高峰，20 世纪 80 年代末，90 年代初的第三次生育高峰。这几次生育高峰，使得需要就业岗位的人出现持续的，高发性的增长。

其次，由于我国经济发展的特殊轨迹，致使我们在改革开放后对国有企业改革时出现了极其复杂的人员安置问题，一方面要减少冗员、提高效率，另一方面这些被裁减的员工多是文化水平较低，且无一技之长的人，并且年龄上也不占优势。从而产生了一大批需要再就业的群体。

最后，始于 20 世纪 90 年代末的高校扩招，也使得待就业的年轻人持续增加。

面对这种情况就需要创造更多的就业岗位，多渠道的开辟就业门路。其中，自主创业就是最重要的渠道之一。现在从中央到地方的各级政府已经认识到创业的重要性，并高度重视创业工程的开展。同时出台了各种措施以鼓励创业。

二、 个人发展需要创业

对具体的创业者来说，创业的动因有很多，或自愿，或迫于无奈，或是向往自由和成功。通过分析，人们发现创业的原因和动机大致可以分为以下几方面。

1. 做自己喜欢的事情

每个人都有自己对生活和工作的理解和追求。可是如果做一个员工，不管是一般员工还是高级管理人员，都必须按照公司统一的战略规划及统一的步调去工作。无论是否喜欢这份工作，为了生计，就不能失去这份工作。这就意味着，必须服从安排。有时候，可能很不情愿，但是也不得不做。

如果自己开办公司，基本上可以避免上述的问题。可以选择自己喜欢的事业去开创。重要的是，可以按照自己喜欢的方式去做这些事情。

“做自己喜欢和善于做的事，上帝也会助你走向成功。”这是世界首富比尔·盖茨说过的一句话，比尔·盖茨是计算机方面的天才，早在他还没有成名的时候，他对计算机就十分痴迷，并且是一个典型的工作狂。

正如易趣网的创始人邵易波所说“一个人想成功的话，一定要找到自己最想做的事，当然这也是他最能干的事，这样他就能够每天都很有劲地去工作，也容易成功……”

邵易波是一个少年得志的人，早在上高中时，他就在数学方面崭露头角，并在高二时跳级，直接进入美国哈佛大学，在哈佛大学的 MBA 毕业之后，他谢绝了美国各大咨询公司和金融投资银行的高薪聘请，回上海创办易趣网，任首席执行官。如今，易趣网已成为全球最大的中文网上交易平台。

人和人之间是有差别的，每个人都有优势，都有擅长和不擅长的东西，关键是要对自己有所认识，挖掘自己的潜能，创业才能达到事半功倍的效果。

2. 为了生计和经济状况的改变

为了生计和经济状况的改变，这样的缘由在创业者中占很大的比例。

能做自己喜欢又擅长的事是幸福的，能做虽然不擅长但是喜欢的事是快乐的，能做虽然不喜欢但擅长的事也是能够成功的，可是芸芸众生中这样幸运的人能有几何？很多人是在无意中、无奈中走上了创业的道路。

一部分是由于在公司里工作或打工，薪资不是很高，难以维持家庭的生活开销，或者对目前的生活状况不满意，希望得到改善或改变。维持现状不可能让生活更好起来，为了改变命运，创业是不错的选择。

另一部分是迫于无奈，失业或下岗常常是很多人创业的常见原因。

人的可塑性是很强的，我们的潜力在一定程度上是“无限的”，由于我们的惰性、习惯，很多时候我们并没有发现自己的潜力是多么的大，也并不知道自己在某一领域的实力。一旦走进去，潜下心来努力做的时候，却发现自己也能做得很好。

3. 为了人生价值的实现

马斯洛理论把需求分成生理需求、安全需求、社交需求、尊重需求和自我实现需求五类，依次由较低层次到较高层次。自我实现的需求是最高级别的需求，在人们的基本需求得到满足之后，就会追求更高级别的需求。

在现代社会，基本的需求已经解决，假如安于现状，大多数人找个工作是没有什么问题的，温饱的问题，衣食住行的问题，都不是太难解决。或许人们认为，靠工资是难以买得起住房的，我们何必一定要买房子呢？一方面可以租住，另一方面政府出台了很多政策，比如：小户型房，廉租房等。基本的生活问题是可以解决的。

但是，我们需要尊重，我们需要自我价值的实现。得到尊重、实现自我价值可以通过很多方式，人品高尚可以得到尊重，学识渊博可以得到尊重，职业生涯中干出成绩可以实现自我价值，创业成功也可以实现自我价值，等等。在众多的途径中，最能博得尊重、实现自我价值的途径莫过于创业了。因为创业是一种很艰难的过程，需要创业者多方面的能力，并且还要承担一定的风险和不确定性。

当然还有其他的原因，比如偶然的机会、继承财产等。

不管出于什么原因而创业，都要明白，虽然创业可以收获成功、金钱、荣誉和满足，但是创业是艰辛的，意味着付出、忍耐和拼搏，还要做好满盘皆输的最坏打算。

三、从创业的结果影响看

1. 创业者创造了大量的社会财富

在改革开放之后，我国成长起了一批创业家。比如：联想的柳传志；希望集团的刘永好、刘永行；巨人集团的史玉柱；华为公司的任正非；比亚迪集团的王传福等数不胜数。

从 20 世纪 90 年代初期以来，GDP 一直在高速稳定的增长就是一个明证。

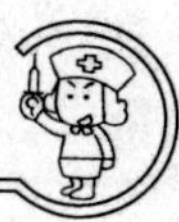

通过计算可以知道，自 20 世纪 90 年代以来，国民财富增长 4 倍多。十几年来创造的财富几近于总财富的 80％。

据统计，美国 90％的财富是创业一代从 20 世纪 80 年代创造出来的，说明创业活动创造了美国绝大部分财富。在美国 1 亿个家庭中，有 350 个净资产超过 100 万美元的百万富翁，其中 2/3 是创业者，而且 80％是自己完成财富积累的。在创业者中，有 25％的人是 25 岁以前创业的，40％的人是 30 岁以后才创业，40 岁以后的占 21％，也有少数是 60 岁以后创业的。

2. 创业者创造了大量新的就业机会

据统计，1969—1976 年美国中小成长型企业创造了全美国 81.5％的就业机会。进入 1980 年以来，美国的中小企业创造了 3400 万个新的就业机会，而同时期进入《财富》500 强的企业，却减少了 500 多万个就业机会。

1993—1996 年新型的中小企业又创造了 800 万个就业机会。相反，为《财富》500 强工作的人员所占比例却不断下降。从 60 年代的 25％，下降到 90 年代的 7％。

有人预测，20 年后，美国 100 人以下（新开创）的公司将会创造美国绝大多数的就业机会。

在我国，第一产业由于生产力的提高，产生了大量的富余劳动力，这一部分人较少赋闲在家，他们或创业或给创业的人打工，在不同的意义上都实现了就业。

原来的国有或集体企业的员工，因为市场经济的逐步深入而离开了原来的工作岗位，他们也基本实现了新的就业。途径有很多，大部分都到了新创企业，这些新企业也有一部分是下岗人员创建的。

另外，新增加的劳动力，更多的是到了新创企业。

所以说创业者的创业行动，不仅实现了自身的就业，同时还为社会提供了大量的就业岗位。

案例分析 ANLIFENXI

案例一

陈生毕业于北京大学，十多年前放弃了自己在政府中让人羡慕的公务员职务毅然下海，倒腾过白酒和房地产，打造了“天地壹号”苹果醋，悄悄进入养猪行业，不到两年的时间在广州开设了近 100 家猪肉连锁店，营业额达到 2 个亿，被人称为广州千万富翁级的“猪肉大王”。

案例二

在绍兴市新建北路 5 号，有家“新天烘焙”蛋糕店，与其他蛋糕店有所不同，这家店不仅宽敞明亮，而且在店铺的一角摆放着一张圆桌、两张凳子，桌上还放着几本杂志，有点休闲吧的味道。这家与众不同的蛋糕店的主人，是一位走出大学校门才两年的年轻人——浙江大学城市学院 2006 届毕业生陶立群。25 岁的他，毕业后自主创业，现在已经拥有5家蛋糕连锁店和一家加工厂，成为绍兴市小有名气的创业青年，被评为绍兴市创业之星。

请结合以上案例谈谈自己对创业的想法。

提示

通过对以上案例的分析，我们可以得出以下结论。

(1) 认识和了解自己是创业成功的前提。

(2) 要提前做好各种准备。善于在实践中学习，不断提升自己的能力，满足不断变化的市场需求。

(3) 创业未必需要太多资金，大学生更要学会用自己的智慧创业。

(4) 要善于发现别人的需求，并且根据别人的需求去找到解决问题的办法。

(5) 要有较强的执行力，不怕失败，敢于冒险。如果瞻前顾后，肯定始终迈不出这一步。

第四节　了解知识经济

一、什么是知识经济

世界经合组织认为，知识经济即以知识为基础的经济，是以先进科学技术为核心的，建立在知识和信息的生产、存储、使用和消费之上的经济。即知识或现代科学技术作为一种生产要素在社会再生产过程中起主导作用的经济。其最重要的特征是可以把知识作为资本来发展经济。知识经济也有三个“最大限度”：最大限度地利用知识，最大限度地优化配置自然资源，最大限度地使用高技术，以替代稀缺资源。

二、知识经济的影响

知识经济的兴起将对投资模式、产业结构、增长方式和教育的职能与形式产生深刻的影响。在投资模式方面，信息、教育、通讯等知识密集型高科技产业的巨大产出和展现出的骤然增长的就业前景，将导致对无形资产的大规模投资。在产业结构方面，一方面，电子贸易、网络经济、在线经济等新型产业将大规模兴起；另一方面，农业等传统产业将越来越知识化；再者，产业结构的变化和调整将以知识的学习积累和创新为前提，在变化的速度和跨度上将显现出跳跃式发展的特征。同时，知识更新的加快使终生学习成为必要，受教育和学习将成为人一生中最重要的知识经济时代。

三、知识经济与传统经济的区别

传统经济主要指农业经济和工业经济，主要依靠人力、物质资源和资本等这样一些生产要素投入的经济增长为特征。因此是以物质、资本在生产中起主导作用的经济

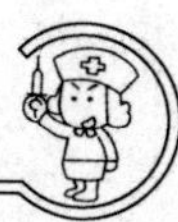

形式。传统经济学的基本出发点有三个“最大限度”：最大限度地开发自然资源，最大限度地创造物质财富，最大限度地获取财富。知识产权经济与传统经济的对比如表 3-1 所示。

表 3-1 知识产权经济与传统经济的对比

	主导要素	财产形式	经济规律	竞争对象	投资重点
传统经济	土地、劳动力、设备、各类资本等	对土地、劳动力、设备、资本的占有，有形垄断	有形资源的边际收益递减规律，传统经济理论	自然资源、劳动力和各类资本等	机器、设备、生产线等有形资产，追求规模效益
知识经济	知识产权、人力资源、各类资本等	对知识资本、人力资本的占有，无形垄断	知识的溢散功能与其边际收益递增规律，新经济理论	知识产权及其市场竞争的垄断地位	人力资源、知识产权、信誉与品牌等无形资产

四、经济转型与创业热潮的关系

经济转型指的是资源配置和经济发展方式的转变，包括发展模式、发展要素、发展路径的等转变。从国际经验看，不论是发达国家还是新型工业化国家，无一不是在经济转型升级中实现持续快速发展的。我国从“九五计划”开始即提出了经济转型问题。

当前社会环境下的创业趋势：

（1）网络环境成熟促进 IT 创业潮。

（2）劳动密集型转变为技术密集型。

（3）第三产业创业趋势明显。

（4）自主择业，自主创业成为趋势。

（5）健康产业、医药领域、清洁能源、新农业成为发展新趋势。

美国超过 90%的财富是 20 世纪 90 年代后创造的，创业型经济是美国最重要的战略优势；第二次世界大战后，在美国中小创业型企业的创新占所有创新的一半，占重大创新的 95%；每 1 美元的研发经费产生的创新是大企业的两倍；中国中小企业 1000 多万家，占全国注册企业总数的 90%以上，实现工业总产值占全国的 60%，利税占全国的 70%，提供 80%的就业岗位。

21 世纪经济转型对创业热潮的影响包括：金融支持力度在逐步增大；政府政策（地方政府对创业的积极政策、税收优惠）在增加中；教育与培训（创业与工商管理教育）免费机会增多；研究开发转移（新技术从发源地的转移）加速；商业环境和专业基础设施进一步完善；国内市场开放程度基本自由；有形基础设施良好。

经济发展为创业提供了基础。有学者提到：国内经验表明，在成熟稳定的经济体中，创业机会并不多。而我国为促进国民经济又好又快发展，关键要在加快转变经济发展方式、完善社会主义市场经济体制方面取得重大进展，从而为创业者充分施展才能提供了广阔的空间。

我国的创业活动贡献包括：

①经济快速增长的内生性力量；②激发民间活力的重要形式；③促进就业的重要途径；④推动自主创新和发展高科技产业、现代服务业等高端产业的重要力量。

第五节　知识经济下大学生创业模式

一、市场挖掘模式

指大学生个人或多人通过挖掘市场，分析市场潜力，创办小型企业从事创业活动的创业组织模式。这种模式需要学生具备一定的市场敏感性，能深入了解市场。同时要有较强的沟通能力，了解大学生市场的需求，选择行业主要是科技含量比较低的服务行业。选择此模式主要原因：①立足于校园及周边市场，为学生消费群体服务。通过挖掘学生消费市场，创办小型服务企业来进行创业活动。由于自身对学生消费需求比较了解，容易在这方面获得灵感。例如，在学校里开咖啡厅、打印店、书店等。②迫于生计，勤工俭学。③由学生本身条件所决定，包括资金、时间、学业压力、心理压力等。

主要特点：启动资金少，一般只要一个小型店面就能解决；时间和精力投入较多，需要花大量的时间来经营店面，对学业有着较大影响。

二、技术依赖模式

指大学生通过以技术、专利或其他智力成果作资产估价，吸引有眼光的公司提供风险投资基金创建企业从事创业活动的创业组织模式。此模式需要有领导管理能力与统筹计划能力，能让投资商相信你，同时你要有好的产品和创业理念，经得住市场的竞争。这种创业模式主要集中在电子信息、生物技术、高科技农业等技术含量高，知识密集型的行业。经营形式上采取股份法人公司制，管理上十分强调企业家精神和团队精神。这种模式是技术与风险资金的结合，不确定性程度高，风险大。

主要特点：凭借专业技术创业，使理论联系实践，加速知识向生产力转换；可以得到政府政策的支持和创业园区的各项帮助；信息来源好，流通快。

三、公司依附模式

大学生依托一些公司，凭借庞大的公司客户关系网，借助公司客源当作自己创业

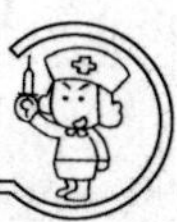

企业的客户壮大自己的业务量，利用企业内部创业的机会来实现自己创业理想的一种模式。建立协作关系，拓展自身市场。随着经济的发展这种创业模式成为社会校园等创业者最具潜力的创业模式，也是新经济时代的必然产物。它要求创业者具备良好的合作、协调能力和集体意识，要虚心向别人学习。

主要特点：创业效率以及创业成功率高，个人风险较小；创业者具有良好的知识、技术和素质；企业本身制度文化方面建设完善；企业成长周期短；销售网络好，资金周转较快。

四、公司组建模式

指大学生根据自己的新颖构想、创意、点子、想法，以股份形式合资从事创业活动的创业组织模式。创业的资金需求量较多，一般需要向亲朋好友借款，或在政策范围内小额贷款，特别有创造性能吸引商家眼球的也可以引来大公司的股权形式的资金注入，也可以吸引风险投资基金，组织管理上个人独资、合伙、股份公司均可。此模式要求具备扎实的知识功底，有一定的专业基础，最好是复合型人才或者拥有一支优秀的创业团队，对公司的生产和管理方面都很了解。

主要特点：在管理、人事、财务等方面或者在技术等方面缺少经验，对各项政策法规等了解不深；风险较高，直接面对市场的机遇和挑战；信息辨别能力较差，对于市场上的情况较难做出迅速反应；研究技术人员少，思维能力局限性，需要复合型人才和具有各方面知识的创业团队。

创业案例 CHUANGYEANLI

医学女博士的传奇创业故事

医学女博士为阻止家道败落走上创业路

北京慈铭健康体检连锁店（原慈济健康体检连锁）在全国的 21 家体检中心，显眼处都有一幅漂亮的书法横幅：“为人民健康服务”。这幅书法作品的作者正是这家机构的总裁韩小红。

出生于医学世家的韩小红，在朋友的眼里却是一个诗意的女子。她从小热爱书法，爱好文学，最喜欢的事就是独自一个人听着音乐，泡上一杯清茶，然后铺开宣纸挥毫泼墨，写下心中的诗篇……正是这个充满诗意、被誉为“商界玫瑰”的奇女子，单枪匹马闯入商界，以“市场切割术”开辟新行业，4 年就将企业发展成为亚洲最大的健康体检与健康管理机构之一。2005 年，她被评为“北京影响力·影响百姓生活的十大经济人物”，2006 年，又被评为“中国十大海归创业新锐”。

“几个房子分开，几个科室一挂，男女分开体检，提供免费早餐，等等，这种健康体检的模式今天已经非常普遍了，却是由我们慈铭健康体检连锁最先开创的。”韩小红语速很快，脸上始终浮现着笑容。由于“慈济”这个商标在建筑、食品等多个领域被抢注，韩小红把“慈济”更名为“慈铭”。

从商是为了阻止家道败落

韩小红的求学之路一直走得很顺利，从大连医科大学本科毕业后，她进入了沈阳军区总医院，1997 年考取北京医科大学的研究生，毕业后又顺利地进入解放军 301 医院工作。2001 年，韩小红带着德国海德堡大学的医学博士学位回国，依旧回到解放军 301 医院工作。就在所有人都认为这位归国女博士必将在肿瘤研究领域大显身手时，她却提出了转业要求。

“丈夫开的慈济门诊，由于经营不善，每个月都要赔钱。你想，我们家的诊所每个月赔 5 万块，而我的工资只有几千块，我能坐得下去吗？我是要拯救这个门诊，不能让我们家走向败落。”韩小红笑着告诉记者当初她离开医院时最真实的想法。

她想到了自己关注已久的健康体检。韩小红在德国读书的时候，经常进行社会调查，在调查中她发现，西方人对待病症的理念是防病重于治病。反观国内，人们的传统观念还是“没病不去医院”，结果造成了患者就医晚、诊断晚、治疗晚。

2002 年 3 月，韩小红创建的第一家慈济健康体检机构在北京诞生了，但当时没有引起太多人的关注，每天只有零星的散客到来。9 月，慈济体检接到了第一个大订单，为北京市律师协会的 8000 名律师体检。此前，律师协会组织体检都是到三级甲等医院，由于医院的服务质量非常差，协会每次要出动 8 个人进行引导。韩小红觉得包括引导在内的许多工作都应该由体检机构来担当，协会只需提供确认律师身份的方法，双方一拍即合。

从某种意义上说，律师是最挑剔的客人，为这样的客户服务无疑需要他们把体检服务做到精细化、质量做到最佳化。如今，慈铭与北京律师协会的合作已经 5 年了，律师协会已经成了慈铭忠实的顾客之一。

遇到灾难总能化险为夷

创业的过程就是与困难斗争的过程。韩小红遇到的困难可以用三个关键词来概括：非典、大火和胃癌。

第二家慈济连锁店建设的时候，非典来了。在店面已经装修，设备、员工到位的情况下，韩小红决定坚持。虽然每个月仅支付员工工资就得 30 万元左右，可是选择坚持最终得到了回报，人们对自身的健康更加关注，“健康产业”迅速升温，慈铭体检迎来了一个快速发展时期。

可就在企业快速发展的 2004 年，一场大火把再有半个月就要开张的第三家连锁店烧得面目全非。“我做任何事情都有一个底线，事情能坏到什么程度，我都是经过计算的。我感觉只要是没有超出底线的事情，就没有可畏惧的。”韩小红说。结果，经过重新装修，第三家连锁店依旧选择了半个月后开业。

让中国人树立健康体检的理念

“有时候我会主动邀请朋友来慈济体检，但他们往往会拒绝，并且表示自己本来很健康，一体检就会检查出一身的病症。我觉得中国人对健康体检的观念需要改变。”韩小红一直致力于健康体检理念的宣传，这个理念曾经让她自己受益匪浅，也让她感受过切肤之痛。

“我一直就想让父亲来慈铭检查一下身体，但他总不乐意，后来我只好说让他来体验一下，提提意见，结果就检查出了癌症晚期。作为一名医生，我很清楚父亲的生命周期，谁也无能为力，我第一次感受到了无助。”谈到父亲的去世，韩小红懊悔不已。为此，她主动联系北京市消费者协会，成立了北京市消费者协会北京慈铭大众医疗健康消费教育学校，向广大市民宣传健康体检的好处。

除了健康体检理念的传播，韩小红也格外重视企业形象的推广。去参加一些商务会议，韩小红往往是驱救护车前往。看到救护车中跳下一位职业装扮的女性匆忙而去，周围的人经常惊诧莫名。韩小红解释说：“公司也有奔驰、奥迪等商务车，但工作时间出门，我都会选择救护车。因为我坐救护车参

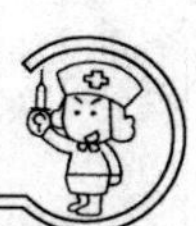

会，也是对慈铭最好的宣传。”

韩小红倾心于自己倡导的价值观。为此，他们先后组织实施了“北京万名的哥免费体检”“阳光1万骨髓捐献工程”等活动，还连续组织了不少公益活动，既培育了市场，也引导了员工的价值观。她说：“做企业应以良心过滤，好企业赢取的是人心而非一时的钞票。”

从学海到商海，韩小红一路走来感触颇多，在管理上，求变是她不变的追求。开第二家店的时候，她不想复制第一家店，而是采用了一套全新的经营管理模式。第一家店的医生是固定时间上班，一周工作6天；而第二家的医生、护士都是零散式的，按天结算工资，并且每个科都准备了四五个医生，轮流上班。结果，第二家的模式失败了。

“今后，我还会有新的探索，目前我正在着手成立集团公司。”韩小红说，“最苦的阶段，最苦的日子已经过去了，目前做的任何事情都不会给我构成心理压力，我心里有的是无穷的动力。”

资料来源：青年创业网，http://www.qncye.com/article/2007/0210/8198.html

课后练习 KEHOULIANXI

一、填空题

(1) 企业的概念：从事生产、流通等经济活动，为满足社会需要并获取盈利，进行自主经营，实行独立核算，具有________的基本经济单位。

(2) 人们发现创业的原因和动机大致：________、________。

(3) 知识经济下大学生创业模式：市场挖掘模式、技术依赖模式、________、公司组建模式。

二、选择题

1. 单项选择题

(1) 不具备资源的情况下，寻找机会，进行价值创造的一种整合叫作（　　）。

A. 就业　　B. 创业　　C. 再创业　　D. 失业

(2) 在企业中把企业划分为研究开发部门、生产、销售、财务等，此类划分属于（　　）。

A. 按人数划分

B. 按产品划分

C. 按职能划分

D. 按工艺过程划分

(3) 小微企业的竞争优势是一种（　　）。

A 技术优势

B 比较优势

C 垄断优势

D 创新优势

(4) 按创业主体分类，创业的类型不包括（　　）。

A、智慧型

B、关系型

C、机会型

D. 传统型

(5) 创业模式不是一成不变的，必须根据形势的变化而灵活调整，（　　）阶段是构建创业模式必不可少的一个阶段。

A. 规划未来

B. 自身定位

C. 客户定位

D. 价值传递

2. 多项选择题

(1) 下面是企业的基本特征的是（　　）。

A. 经济性

B. 营利性

C. 经济法人性

D. 独立自主性

(2) 关于创业，下列说法正确的是（　　）。

A. 创业可以挖掘个人潜力，有助于实现自身价值。

B. 在创业过程中考验的是综合素质和创业精神。

C. 创业者的动机是多种多样的，可能是生理需求、安全需求、尊重需求等。

D. 就职业的稳定性而言，创业没有就业稳定。

(3) 创业的特点概述为（　　）。

A. 创业是创造具有“更多价值的”新事物的过程

B. 创业需要贡献时间、精力和资源，付出极大的努力

C. 创业要承担财务、精神、社会领域及家庭等方面必然存在的风险

D. 创业可创造报酬、金钱、独立自主、个人满足

(4) 知识经济下大学生创业模式——市场挖掘模式的主要情况（　　）。

A. 立足于校园及周边市场，为学生消费群体服务。通过挖掘学生消费市场，创办小型服务企业来进行创业活动。由于自身对学生消费需求比较了解，容易在这方面获得灵感。例如，在学校里开咖啡厅、打印店、书店等。

B. 依托一些公司，凭借庞大的公司客户关系网，借助公司客源当作自己创业企业的客户，壮大自己的业务量，利用企业内部创业的机会来实现自己的创业理想。

C. 由学生本身条件所决定，包括资金、时间、学业压力、心理压力等。

D. 于生计，勤工俭学。

(5) 一般来说，成功的创业模式一般需要具备（　　）等条件。

A. 有效性　　　　B. 全面性　　　　C. 适应性　　　　D. 独特性与反

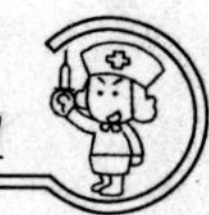

模仿性

三、名词解释

(1) 创业

(2) 知识经济

四、简答题

(1) 在知识经济背景下，创业需要具备什么条件？

(2) 创业对个人和社会有什么影响？

学习笔记 XUEXIBIJI

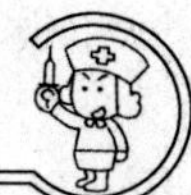

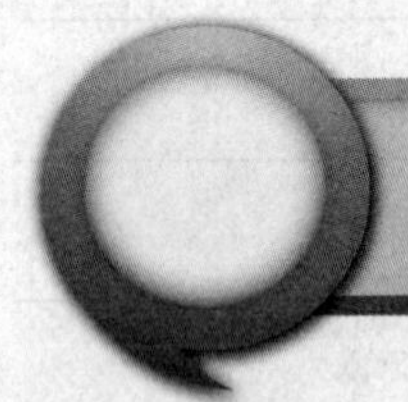

第四章　创业者和创业团队

章节学习重点 ZHANGJIEXUEXIXHONGDIAN

（1）创业者的个性特征。
（2）创业团队的基本特征。
（3）创业的组成要素。

学习目标 XUEXIMUBIAO

学习完本章，学生应该能够理解一个成功的创业者所需要具备的个性特征，要掌握组建一个创业团队应该具备哪些条件，要懂得组成创业的要素及影响创业成功与否的因素，具备剖析自己是不是适合创业的能力，帮助学生正确的、全面的、科学的认识创业。

达标标准 DABIAOBIAOZHUN

（1）能够陈述成功创业者应该具备的个性特征。
（2）能够陈述组建一个创业团队的条件。
（3）能够陈述组成创业的要素。
（4）能够分析影响创业成功与否的因素。

第一节　什么人适合创业

某种意义上说，大多数人都适合创业。

一、适合创业的年龄类型

从年龄上说，我们人生的历程中，很多阶段创业的机会都会向我们招手，只是多

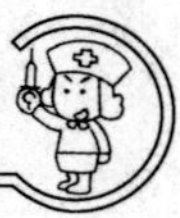

数人漠然以对。从十几岁的孩子到六十岁的老人都有创业成功的实例，比如比尔·盖茨大学辍学创业，成为 IT 界的巨头，世界首富；玫琳凯创立自己的公司时已经 45 岁，并且是单身母亲，玫琳凯最终成为世界闻名的化妆品直销公司。

20 多岁的年轻人，有一点经验，也大概知道自己想要什么，最为可贵的是这个年龄的人充满激情和勇气，不惧怕失败，有可以从头再来的机会。

30 多岁的人，一般来说打工有一定的成就了，各方面都有了很多基础，可以放手去创业。这个年龄的人年富力强，最有创业的冲动。而且这个年龄即使创业不成功，三四年后三十八九岁，也在打工的黄金年龄，还可以回头打工。

40 多岁，甚至过了 45 岁，也依然有很多成功的机会。在这个年龄去创业，更多的是依靠自己前半生的资源和人脉。成功的概率也很大，因为这时候积累了丰富的经验，阅历深厚，拥有广泛的关系网络，处理事情会更加妥帖和从容。

创业不分年龄，但是因为生命的里程有限，总的来说，在创业时机成熟的情况下，创业宜早不宜迟。

二、适合创业的个性特征

虽然创业不分年龄，并且每一个人都有机会去创业，但是并不是人人都能创业，并最终创业成功。因为创业本身的特殊性，有些人的性格特征更加适合创业，而有些人则显得欠缺一些。适合创业的个性特征包括：

(1) 职业意识。职业意识是敬业的前提，这些人并不满足于机械地完成自己分内的工作，具有进取心、主动性，与激烈竞争的环境相适应。

(2) 经常内省。与自恃才高、我行我素的人相反，这类人容易与集体相融合，能够反省自己，能够从别人的角度想问题。

(3) 独立性、主动性和创造性。这样的人不会因循守旧、故步自封，善于进行开拓性的工作，对公司的发展有利。

(4) 不偷懒。做事尽职尽责，不斤斤计较付出的劳动是不是多于工资的收入，有一定的奉献精神，不愿意白白浪费自己的时间。

(5) 谦虚。能够听取别人的意见，采纳别人的建议。自视太高的人是难以创业成功的。

(6) 灵活机变。这类人做事具有灵活性，对人对事不是只凭经验教条来处理。可以因地制宜，与时俱进，紧跟时代的发展行事。

(7) 理性。处事理智，不以感情代替原则。

(8) 多看少说，尊重他人。事事留心皆学问，多嘴多舌惹是非。尊重他人的人，也必然会受到他人的尊重。

(9) 勇往直前。这类人勇于承担责任，敢于尝试新鲜事物，不为世俗的偏见所束缚。敢于承担风险，不会被可能的失败所吓倒。

(10) 心态平和。这种人胜不骄、败不馁，不以小小的成绩而沾沾自喜，也不以一时的挫折而怨天尤人。

另外，创业是一项复杂、艰难、综合的过程，是一种综合能力的表现，具备上述一条或几条特征的人未必就一定可以创业成功。所以创业者还需要具备很多东西，比如：创业理念、创业精神、创新实践等。

行为养成习惯，习惯决定性格，性格决定命运。那么习惯是由什么决定的呢？是由我们的理念、我们的意识决定的。所以假如我们想创业，我们最终就可以成为适合创业的人。我们可以有意地培养自己的某些习惯。

三、适合创业的能力特征

具备一定能力的创业者才能够对创业资源进行整合。一般来说，创业者必须具备以下几个方面的能力。

1. 创新能力

创新贯穿于创业的全过程，从发现市场机遇，到撰写创业计划，再从创业融资到创业活动的管理与控制，都包含着创新的内容。因此，作为一个创业者，必须具有在技术和管理上的创新能力。创新可以是个体的，更需要是团队的。创新能力的培养源于创造性的思维，墨守成规、循规蹈矩的人难以成为一个成功的创业者。

2. 策划能力

资源是稀缺的。所以根据外部环境和掌握的创业机会，通过富有创意的策划来使用有限的资源就显得至关重要。创业者进行策划时必须注意以下几个问题：第一，必须首先考虑策划涉及的范围和有关的限制因素，然后决定由谁来进行策划；第二，必须考虑某项策划的价值；第三，创业者要考虑策划的时机，进行为时尚早的策划同样贻误战机。第四，创业者要考虑为什么进行策划和策划可能产生的后果。

3. 组织管理能力

对新创企业来说，由于资源的缺乏和经验的不足，对有限的资源进行有效的组织是十分必要的。组织是创造价值的源泉。组织管理能力包括以下几个方面。

(1) 决策能力。对目标的决策规定了企业的发展方向，对实现目标的手段、途径的决策规定了企业的经营理念。

(2) 激励能力。人的能力的发挥和个体的能动性密切相关，需要精神或物质的激励来激发个体的积极性，可以用制度的或情感的方式来进行激励。

(3) 领导能力。创业者在新创企业需要承担多种角色，其中重要的一项就是领导者。一个命令或信息能否有效执行，不仅看接受者的情况，还要看发出指令者的威望。

4. 沟通能力

沟通能力对于创业者来说是必不可少的。如果创业者有较强的沟通能力，就可以获得更多的信息，并尽快与各界人士建立相互信赖的关系。沟通能力可以使我们获得社会资源的支持，同样在企业内部也需要相互沟通，通过沟通可以统一思想、统一理

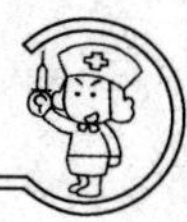

念，进而加强内部凝聚力，可以将问题处理于萌芽状态。企业有什么样的发展愿景，想打造什么样的企业文化，对员工有什么样的要求，以及员工有什么样的想法和愿望，都需要沟通来实现。沟通对于企业资源的整合也起着至关重要的作用。

小测试 XIAOCESHI

回答以下问题，可以帮助你发现自己是否具备创业能力：

(1) 你通常会为了实现目标而自我激励并努力工作吗？

(2) 你能与别人进行良好的合作吗？

(3) 你在群体中通常承担领导的角色吗？

(4) 你能够与别人良好的沟通吗？

(5) 你善于倾听吗？

(6) 你自信吗？

(7) 你能正确地认识自己吗？

(8) 你做决定时果断吗？

对于上述问题，你的肯定回答越多，说明你具有的创业特征就越多。成为创业者的一个基本因素就是能够向其他人提供有价值的东西。别人对你的产品或服务需求越大，你的潜在收益就越高。如果你能帮助别人提高他们的生活水平，或改善他们的生活，你就可以满足社会的需求，这就是为什么说好公民同时也是好创业者的原因了。

第二节　创业团队的基本特征

创业的发生有赖于众多优秀创业者的涌现。创业活动通常需要由创业团队来实现。

群体是两个以上相互作用又相互依赖的个体，为了实现某些特定目标而结合在一起。群体成员共享信息，做出决策，帮助每个成员更好地担负起自己的责任。而团队则是指一种为了实现某一目标而由相互协作的个体所组成的正式群体。是由员工和管理层组成的一个共同体，它合理利用每一个成员的知识和技能协同工作，解决问题，达到共同的目标。团队是组成企业的关键。创业者组建企业后，有一个好的团队，就能使企业得到长远的发展。

一、团队的基本特征

(1) 明确的目标。团队成员清楚地了解所要达到的目标，以及目标所包含的重大现实意义。

(2) 相关的技能。团队成员具备实现目标所需要的基本技能，并能够良好合作。

(3) 相互间信任。每个人对团队内其他成员的品行和能力都确信不疑。

（4）共同的诺言。这是团队成员对完成目标的奉献精神。

（5）良好的沟通。团队成员间拥有畅通的信息交流。

（6）谈判的技能。高效的团队内部成员间角色是经常发生变化的，这要求团队成员具有充分的谈判技能。

（7）合适的领导。高效团队的领导往往担任的是教练或后盾的作用，他们对团队提供指导和支持，而不是试图去控制下属。

（8）内部与外部的支持。既包括内部合理的基础结构，也包括外部给予必要的资源条件。

二、团队的组成

在当今商业社会充满挑战的时代，人们很容易陷入孤立的状态。但是在今天复杂的社会中，没有一个组织能够单独完成所有的事情。成功的关键就是：个体、社区集团以及其他组织之间灵活的合作。

团队的力量是让平凡的人做出不平凡的成绩。有人考察了一千多个团队，研究理想团队的构成，最后提出了“八种角色”的理论，即一个成功的团队必须有八种不同性格的人组成，这八种人分别为：

行政者：讲标准，讲秩序，讲效率，讲条理，办事有章法，不喜欢突然的变化，喜欢结构清晰的环境。

协调者：具有天生的领袖气质，心理和情绪比较稳定，自制力强，有一种非权力因素的影响力。

推进者：工作有效率、有速度，总是充满紧迫感，想问题不远不细，对周围人气的变化很麻木，粗放，心直口快易伤人。

创新者：标新立异，思维活跃，现实感差，想法多，点子多，经常用否定的语气表示相同的意见，绝不附和，喜欢与众不同。

信息者：对外敏感，善于交际，消息灵通，一有事就兴奋，像个雷达。

监督者：冷静、理智、有判断力，一般不想事情怎么办只想这事不能办，爱泼冷水，喜欢从反面看问题，与大家的情感上不是很紧密，对提出的好建议不感兴趣，只对阻止一个坏建议感兴趣。

凝聚者：对内敏感，随和，易优柔寡断，常用和缓的语气表达意见，密切关注人气的变化。

完美主义者：做事追求完美，举重若轻，细致，一丝不苟，容易陷入细节。

由此得出结论：不能预测一个团队一定成功，却可以预测一个团队一定失败。当然，哪个人也不可能同时具备这八种性格，要成功只能靠团队、靠集体来弥补个人的不足。每个人都是有欠缺的，要做完美的事就得靠集体。没有完美的个人，却可以有完美的团队。

创业是以机遇为导向的，为创业者和创业团队所驱动，需要运用资源最小化且富

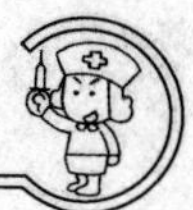

有创造力的策略，依靠机遇、团队和资源三要素之间的和谐与平衡，因而是一个综合的有机整体，一旦“三要素”失去平衡，创业活动就会受到影响。

第三节　创业成功的要素

一、创业理念

1. 创业理念的类型

创业理念，也可以说是生意经，或者说是价值观在生意上的体现。生意经念好了，唱对了，哪怕就坚持一条，也会送我们到创业的彼岸。创业理念有很多种，我们权且总结以下部分作为参考。

（1）小事做起，善于借力。创业之初，没有太多的资本，没有丰富的经验。贸然行事会给自己带来难以弥补的损失。虽说创业本身就意味着风险，并不是说当你不具备抗风险的能力时，而莽撞行事。我们这里说的“甘于做小”，是相对于他的理想和能力来说的。也许你有远大的理想，并且也有相当的能力，但是当下，有束缚、有限制，没有可以实现你鸿鹄之志的舞台。那么这时，做好力所能及的事情，便是最佳的选择。这也是和“好高骛远”相对的，有的人空有一番豪情，一心想做大事、发大财、走大运，却看不起手头的小事。空蹉跎中送走了自己的大好年华。中国有句古话叫作“一屋不扫何以扫天下”，其实讲的也是这个道理。小有小的好处，风险相对低，操作灵活。适合没有经验，或资本金小的创业者。

“甘于做小”不等于“永远做小”，做小的过程是积累的过程、酝酿的过程。特别是对于在校生或刚毕业的大学生来说，在“做小”的过程中，经历了创业的过程，磨砺了性格和意志，对将来的发展是大有裨益的。

通常小和巧是相连的。个子小的人，通常会用巧劲。为什么？适者生存！个子小了，不用巧劲，很多事情做不来，难免受欺负、吃亏。为了避免受欺负、吃亏，会想出种种办法来。所以，也就有了狐假虎威的成语，假一下虎威没有什么不好，保住了性命，能够生存了。那么对于小企业来说，很多时候也需要“巧”的，也需要“假”一下外力，即便是在夹缝中，也会游刃有余。

（2）谨慎从事，迂回前进。谨慎不等于胆小，大胆和谨慎并不相矛盾。遇事可以大胆假设，小心求证。敢想，有思想、有点子，但是这些点子、思路符不符合现实，能不能实现，有几分胜算的把握，是需要小心谨慎的考察、求证。想好具体实施的步骤、办法和途径。也符合我们常听到的一句话：细节决定成败。

在创业的整个过程中都需要细心谨慎。一个机会是不是好商机，不源于我们拍脑袋的瞬间，而是需要细细求证的。产品或服务质量更是需要严格的流程来保障的。至于销售环节和管理环节，无一不需要我们精心的照料，粗心大意招来的只能是最终的失败或严重的损失。

经过小心求证和仔细的考察之后，如果还不具备实施某项计划条件的情况下，我们可以创造条件，以迂回曲折的办法达到我们最终实施某个项目的条件。

(3) 诚实守信，遵守原则。一提到商人，人们首先想到的可能是精明，也可能是奸猾。在人们的心里一直有“无商不奸”的信条。其实我们看到现在越来越多的人喜欢和厚道诚实的人做生意，当然更愿意和这类人合作。诚实并不是“傻”“无能”的别名。自古以来就有诚实守信的训条。当一个人取信于人的时候，他的这种品格就成为一种无形的资本，在他需要的时候就会得到相关人的救助。当然，诚信在遭遇不诚信的时候，会有一定的损失。这就需要我们不去盲信，要有自己的判断。

(4) 敢于竞争，善于合作。创业需要竞争意识，你所开创的事业一定需要有市场，有市场就存在竞争。一个创业者一定要时刻保持竞争的意识，关键事情一定要做在别人的前头，或者要比别人做得更好，只有抢先一步或更胜一筹，才可以占领更大的市场。这种竞争意识会促使我们做得更好，走得更远。

竞争的同时，并不排斥合作，在一定程度上合作优于竞争。社会分工的细化，致使生产效率得到极大的提高，也导致同行之间的竞争日益加剧。随着生活节奏的加快，我们处于多元的和多变的环境中，为了应付复杂的环境，我们就需要善于寻找合作者。将复杂的环境有序化或简单化。和同行的联合，和上下游的行业联合，都可以增强我们的竞争力。和同行联合，我们可以减少竞争对手，节约无谓的消耗。和上下游行业的合作，可以减少采购和销售的成本。现在我们的很多企业在重组、兼并，其实也是竞争环境中的必然选择。重组之后，可以资源共享、消除一些壁垒。

(5) 脚踏实地，勤奋耕作。由于生活节奏的加快，人们变得越来越浮躁了，表现为：心浮气躁、朝三暮四、浅尝辄止、东一榔头西一棒槌、这山望着那山高、耐不住寂寞等。其实创业不都是惊天动地的，很多事、很多时候都在默默无闻中进行。知识的积累不需要吵吵嚷嚷，只需静下心来投入进去就可以，收集信息也不需要大张旗鼓，而是默默进行，制订计划更不需要公示于人，投入行动也需要用心操作。所以创业需要我们一步步，踏踏实实的实施。有一句话：顾客不只买产品，更是买你认真的态度。其实，很多时候我们的产品可能不是最好的，但是如果我们以一种踏实的作风，将产品接近顾客的要求，那么顾客可能会以另外一种心态审视我们呈现给他们的东西。

(6) 永不放弃，再度扬帆。其实这种道理，在我们学步的时候就已经懂得了。试想哪一个孩子没有因为学走路跌倒过，又有哪一个不是跌倒了爬起来再走的。如果有谁跌倒了不再爬起来，那恐怕就很难学会走路了。永不言败的人总会成功。无论你身心受到多大的创伤，也不管你的心情是如何的沉重，要永远坚信一点：一切都会变。

其实，失败并不可怕。并且失败很多时候也是难以避免的。特别是生意人，一次失败之后，就惧怕、退缩的话，那么失败就是结果了。失败之后，能够找原因、想对策，从而继续前进的人，就又给了自己一次成功的机会。千锤百炼，终有成功的一天。

(7) 志存高远，涅槃重生。我们没有成功，不是因为我们不具备这样那样的能力，

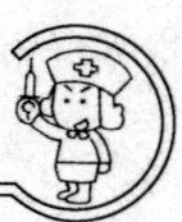

而是在心理上为自己设定了一个不可跨越的高度。很多人，很多时候的创业，好像都有一点点儿无奈，在这种情况下，稍有成就就会满足，从而沾沾自喜，这样的人，他的事业也就止于此了。也有一部分人，不满足于已有的成就，达到目标后，新的目标又被设定，所以打点行囊继续前进，就像鹰一样，突破自己，涅槃重生。

2. 创业团队的理念

成功的创业者是以正确的创业理念来指导创业活动和组建创业团队的。创业理念决定着创业团队的性质、宗旨和获取创业的回报，并且关系到创业的目标和行为准则。这些准则指导着团队成员如何工作，如何取得成功。核心创业者树立创业理念，然后吸引关键人才加入进来组成创业团队以实现创业梦想的能力决定着创业乃至企业的成败。

共同的创业理念是组建团队的一个基本准则。什么是最佳的创业者拥有的并能够在未来的团队成员中认同和灌输的创业理念？从成功成长为大企业的那些企业的经验来看，创业团队应该分享以下理念：

（1）凝聚力。即团队成员相信他们处在一个命运共同体中，共享收益，共担风险。

（2）团队工作。即作为一个团队而不是靠个别的“英雄”来工作，每个人的工作相互依赖和支持，依靠事业成功来激励每个人。

（3）正直。这是有利于顾客、公司和价值创造的行为准则，它排斥纯粹的实用主义或利己主义，拒绝狭隘的个人和部门利益。

（4）为长远着想。团队成员相信他们正在为企业的长远利益工作，正在成就一番事业，而不是把企业当作是一个快速致富的工具，没有人打算通过现在加入进来而在困境出现之前或出现时退出而获利，他们追求的是最终的资本回报及带来的成就感，而不是当前的收入水平、地位和待遇。

（5）承诺价值创造。即团队成员承诺为了每个人而使“蛋糕”更大，包括为顾客增加价值，使供应商随着团队成功而获益，为团队的所有支持者和各种利益相关者赚钱。

（6）正确的平等观和公平原则。即在权力与利益分配上，团队成员不追求绝对的民主和平等，而是基于团队成员在一定时期内的职责、能力、贡献和企业的绩效，并随着时间推移做相应调整。

二、创业组成要素的相互协调

前面我们讲过创业的基本要素，如果要创业成功就需要创业者将这些要素成功的组织起来，并平衡协调和合理利用。美国经济学家杰弗里·蒂蒙斯的创业模型“蒂蒙斯模型”是一个创业因素分析的典型模型，如图 4-1 所示。

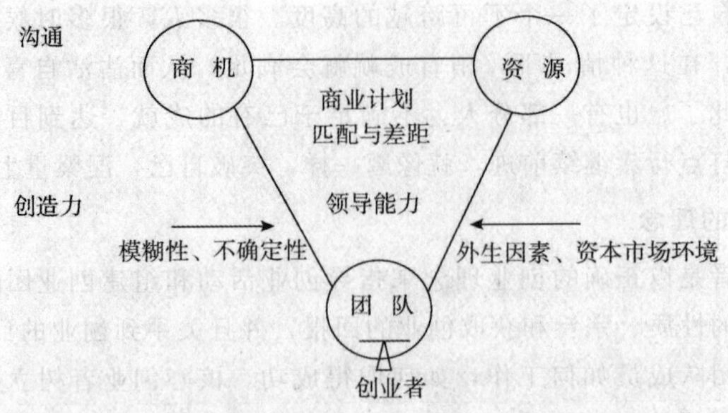

图 4-1 “蒂蒙斯模型”创业模型

模型有三个核心的部分，即图中的三个圆圈，表明了创业的三个要素：商机、资源和团队。图下方的三角形是创业者，他是创业的主体，需要用创业者的创造、组织和协调将以上三者融合为一个整体，并在动态的发展中求得平衡和立足之地。模型中在三个组成要素之间需要的是沟通、创造力、领导能力。这也是创业者必备的三种能力，正是这些能力将创业的三种要素结合起来。

模型的左边，作者提出了模糊性和不确定性，说明创业过程中会遇到许多不确定的问题，需要创业者去判断、研究和决策；模型的右边，是影响创业的外生因素和资本市场环境，说明在创业时，还要面对许多环境方面的问题。图的中央是商业计划，是创业者通过对创业三要素的运用和掌握以及对许多外生因素的分析、把握后，才制订出的商业计划。商业计划并不是一次就能成功的，它也需要创业者在经过仔细的调查研究后，在许多的预案中，经过反复比较，找出各种方案的优缺点和差距后，才能挑选出合适的商业计划。

这个分析模型在概念上对应于中国的一个经典说法，即“天时（商机）、地利（资源）、人和（创业领导人和创业团队）”的兼备和适应平衡，因其在逻辑上呈现出良好而完整的结构，但它同时又是一个过程模型，因此也可以认为是一个创业生态模型。

创业者需要在环境的不断变化中，求得企业的暂时平衡和长远发展。因为不平衡是经常的，平衡是暂时的，所以创业者必须根据多种因素的变化情况，不断调整自己的行为，根据创业的不同阶段的要求，创造性的利用条件使创业得以成功。不同的创业者都可以通过模型的因素分析，来考虑自己在创业中遇到的问题，并按照模型的思路，分析自己的优势和劣势、长处和不足，从而扬长避短或取长补短，取得最佳的创业效果。

三、影响创业成功的外部因素

除了创业的要素影响创业的成功与否之外，创业的外部环境因素也对创业的成功与否起了关键的作用。它们一个是从内部直接起作用，另一个则是从外部间接地对创业产生影响。有时候外部因素更加重要，涉及整个的社会环境和氛围，起着基调和基

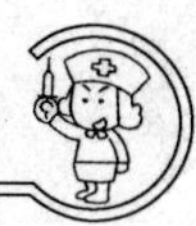

础的作用。

克里斯汀教授在 2000 年提出“克里斯汀模型”较好的说明了创业者与周围环境的互动。模型的核心就是认为创业过程主要是创业者与新事业之间的互动。这个模型也有三个要素：创业流程，新事业的创立，影响创业的外部网络环境。

这个模型所要表明的是创业者如何在创业过程中，使自己与周围的环境互动，从而达到创业的成功，所以模型增加了时间因素，而略去了具体的影响因素，而且把创业者要创造的新事业放到了模型的内部，以示和环境的区别。如图 4-2 所示。

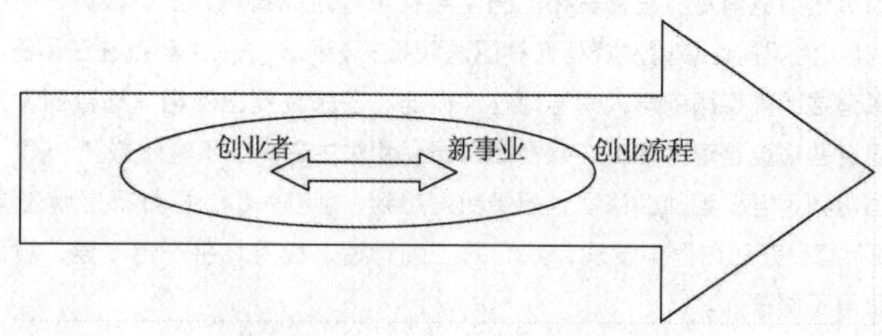

图 4-2　克里斯汀模型

创业者和其所创立的新事业，并不是孤立的，它需要在宏观环境的影响下，在和周围环境的互动中，完成其创业的过程。这就需要创业者把握制度环境、社会环境以及法律环境，在大前提允许的框架下，充分利用环境所提供的资源、信息、市场等，避开险滩、暗礁，使创业之船顺利地到达彼岸。环境有很多种，有有利的环境，也有不利的环境，创业者的审时度势显得尤为重要。

这里所说的环境，也应该包括创业者及其所创企业的网络资源。其中最重要的一种网络资源是我们前面提到的人脉资源。

总之，环境对于创业的重要性是显而易见的，但是创业的环境又是复杂多变的。所以更加的需要创业者审时度势，把复杂的环境简单化，把不利变有利，使自己的企业立于不败之地。

创业案例 CHUANGYEANLI

90 后医学生创业巧用公众号

中南大学湘雅校区学生会主席、中南大学湘雅医学院 100 周年优秀风采学生、组织策划“百年湘雅梦 · 全民健康行”等大型医疗公益活动……单是看到这些华丽的成长过程，或许你都会忍不住连声赞叹。

拥有这份简历的，是 1993 年出生的黄凯，现在中南大学湘雅医学院念大五，临床医学专业。今年 3 月，黄凯和几个同学一起，开始创办飞医信息科技有限公司，在创业过程中，“创了”公众号平台应运而生。平台每天免费推送创业信息、政策，大学生创业者还能通过公众号里的“树洞”“聊天室”吐槽、聊天、交换各自的创业心得。

9 月 3 日，记者见到了黄凯以及他的合伙人，正在念大三的刘佳琦，他们在前一天还带着“飞医”

项目参加了首届中国“互联网+”大学生创新创业大赛。仍沉浸在比赛兴奋中的他们，向记者讲述了创业背后的故事，希望能对正在创业或者准备创业的大学生们提供一些借鉴。

创业过程中孕育“创了”

从2013年开始，黄凯持续参与了学校组织的义诊活动，这也让他重新思考了“分级诊疗”的重要性。

“在和老师们义诊的过程中，我发现确实存在看病难、医患关系紧张等问题，所以我想，是不是可以创办一个机构，为这些老百姓提供医疗健康服务。”黄凯说，他们创办的飞医信息科技有限公司做的就是这件事。公司负责组织有专业医师资格的医生到社区为居民看病，采集数据，根据居民的病症为他们推荐专业医院。“比如普通感冒发烧可在社区医院看病，而不是一生病就往三甲医院跑。让医疗资源分配均匀，让患有更严重疾病的病人有号可挂。同时，在医院提出做相关检查时，为居民科普医学知识，让他们知道这些检查是有必要的，慢慢缓解居民和医生之间的不信任感。”

想法很好，也得到了学校老师的认可，但黄凯没想到，创办一个公司并不是那么简单的事。“今年3月开始筹备公司事宜，在此过程中发现，我们对工商管理、税务几乎一窍不通，就算上网查找相关政策内容，也理解得不够深入。”

黄凯想，自己创业时遇到的问题也许很多人都会遇到。所以今年6月，“创了”公众号平台面世，黄凯团队将创业过程中总结的政策、想法、亲身经历免费推送给平台的粉丝。

短短3个多月时间，“创了”已拥有3 500多位粉丝。刘佳琦说，为了平台更好地运营，她和黄凯还找了一个同院同学专门整理相关政策。“她在念护理硕士的同时，还念了司法研究生，对相关法律、法规、政策推广比较熟悉。她用通俗易懂的文字整理好后，我和黄凯负责发布。”

“创了”平台最大的亮点，是“树洞”和创路心酸聊天室，大学生创业者能在这里吐槽创业过程中遇到的困难，并交流创业心得。

“创业的过程非常艰辛，大家经常遇到难事却无处发泄。”刘佳琦说，“树洞”和聊天室都在传达一种信息：在独自创业的路上你并不孤单。有人说今天去地税办事排队排很久，马上就有人跳出来说“我也是”；有人提问公司开户去哪个银行比较好，马上会得到各式各样的回复；还有很多大学生在这里讲述自己的创业故事。“有相同经历的人在这里找到了同伴，也有发泄不满情绪的人得到了陌生人的安慰。”

粉丝分享二次创业故事

陈宏（化名）是“创了”平台的忠实粉丝，去年刚从湖南生物机电技术工程学院毕业的他，现在开始了他的第二次创业。前一段时间，他将自己第一次创业失败的故事和心得传到了“树洞”，“‘创了’就是一个分享的平台，我从其他人的故事那里得到了启发，也许自己的故事也能启发到别人。”

陈宏的第一次创业是在大学三年级，虽然学的是园林设计专业，但他这次创业却选择了开粉店。

“我在学校附近找了个门面，跟三个朋友合伙出钱装修、请厨师，粉店就这么开起来了。”陈宏说，“学校附近很多小吃店，各式各样的都有，生意还挺火。当时挺天真的，想着别人能做好，自己也一定行。结果因为经营不善，粉店开了4个多月就夭折了，投入的一万多块钱也打了水漂。”

在经过两年时间规划后，今年3月，陈宏决定开始第二次创业——服装批发。

陈宏老家在株洲，而这里一直是服装批发的“集中地”。陈宏的姨妈、舅舅都做服装生意，给他介绍了工厂，还教了他许多“生意经”。他说，家人做服装生意多年，有很多资源以及成功的经验，这让他更容易上手。“第一次创业的失败让我知道，往自己熟悉的领域创业会更好，另外还需要有自己的核心技术。”最近他去广州、武汉等地谈了几个大客户，同时还在发展能形成长期合作的客户。“刚创业不久，具体的财务报表还未出来，但应该是盈利的。”

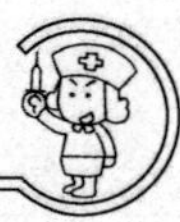

在“创了”平台分享后，不少大学生创业者纷纷私信他“取经”，还有同样在服装方面创业的小伙伴也会提些好的意见或建议。“虽然没有见过面，但感觉却像一起创业的战友。”陈宏说。

让更多创业者获得灵感

在“创了”平台的3500多名粉丝中，还有不少外地粉丝，雷亚许就是其中一个。

雷亚许现在河南开封黄河水利职业技术学院读大三，2013年9月开始，她和另外10名同学一起组成了“微物流”团队。“物流行业现在发展迅猛，经常有快递员拿很多快件在校门口等，通知学生来拿，但有的学生可能有事或不愿跑。我们团队就是负责帮学生拿快件，一元一件。”

在“微物流”团队运营的快2年时间里，雷亚许和团队也做了一些改变。从单纯的电话接单，到创立微信号线上线下相结合接单，新客户可以享受前5件快件打折的优惠等，但收效甚微。“我们人员投入大，盈利模式也比较单一，从长远来看前景也不算乐观。”

抱着试一试的想法，雷亚许在“树洞”私信了黄凯，想寻求好的建议。

黄凯建议，不如和大型快递公司谈合作，由雷亚许的团队接手送到学校的快递并负责派送到学生手中。

雷亚许认为方法可行，但寻找了几家快递公司后，对方却没有在学校设点的想法，合作无奈夭折。

后来雷亚许决定先将独立创业抛到一边，去专业的物流公司实习，了解物流运作模式后再创业。“有一家公司跟我的想法不谋而合，我想先学习一些经验，将来再寻求合作机会。”

黄凯说，在“创了”平台上私信给他们的并不在少数。“很多大学生创业者心事无处发泄，我们就陪他聊天、开导他；有的学生想要建议，我们有好的想法也及时告诉他。”他说，只要他和刘佳琦空闲，都会尽量回复私信的粉丝。

“‘创了’公众号会一直办下去。”黄凯说，“我们希望有这个平台让创业者互相交流，这样会有更多的人少走一些弯路，更多的创业者获得灵感和帮助。”

资料来源：三湘都市报，2015年9月13日，第A2版

课后练习 KEHOULIANXI

一、填空题

(1) 在当今商业社会充满挑战的时代，人们很容易陷入孤立的状态。但是在今天复杂的社会中，没有一个组织能够单独完成所有的事情。成功的关键就是：______。

(2) 适合创业的能力特征：创新能力、策划能力、组织管理能力、______。

(3) 创业的三个要素：______、______、______。

二、选择题

1. 单项选择题

(1) 在《西游记》师徒5人团队中，孙悟空起到什么作用（　　）。

A. 凝结和完善作用

B. 信息和监督作用

C. 创新和推进作用

D. 实干和协调作用

(2) 下面关于成功创业者的特征的是（　　）。

A. 自主性强不受约束

B. 爱好广泛，没有特定的目标

C. 自主能力强，能够自我管理

D. 善于发现机会，有商业嗅觉

(3) 关于优秀的团队成员特点，下面错误的是（　　）。

A. 团队成员都有一个共同目标

B. 团队成员之间会相互聆听、配合

C. 团队成员之间各有所长，能力互补

D. 团队成员之间各有千秋，鹤立独行

(4) 创业当中创业者的（　　）远比资金重要。

A. 素质

B. 家境

C. 学历

D. 形象

(5) 知识素质对企业起着重要的作用。在竞争激烈的今天，要想成功创业是很困难的。创业者应该具有哪些方面的知识，下面选项正确的是：（　　）

①了解相关政策及有关法律、能够依法行事，用法律保护自己的合法权益

②了解科学的经营管理知识和方法，提高管理水平

③掌握与本行相关的科技知识，依靠科技进步增强竞争力

④具备市场经济方面的知识。如财务会计、市场营销等

A. ①　　B. ②　　C. ③　　D. ④

2. 多项选择

(1) 群体性的创业团队与有核心主导的创业团队相比（　　）。

A. 先有创业点子再有创业团队

B. 先有创业团队的结识才有创业点子的提出

C. 更强调人际关系在创业团队构成中扮演的角色

D. 稳定性比较强

(2) 团队冲突包括（　　）。

A. 情感冲突

B. 认知冲突

C. 利益冲突

D. 时间冲突

(3) 创业者的专业能力体现在哪些方面（　　）。

A. 建立企业中主要岗位的必备从业条件能力

B. 接受和理解与所办企业经营方向有关的新技术能力

C. 捕抓市场机遇能力

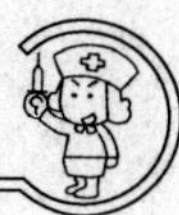

D. 把劳动、经济等知识和法规运用于本行业的实际能力

（4）创业能力作为一种智力资本可以划分为（　　）。

A. 团队层面的创业能力

B. 个人层面的创业能力

C. 组织层面的创业能力

D. 知识层面的创业能力

（5）创业团队的构成要素有哪些？（　　）

A. 创业目标

B. 创业人员

C. 团队定位

D. 权限

三、名词解释

（1）创业理念

（2）创业团队

四、简答题

（1）创业者类型的划分。

（2）创业成功必须具备哪些因素？

学习笔记 XUEXIBIJI

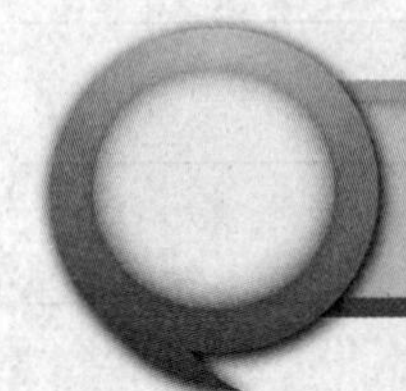

第五章　创业机会识别与评估

章节学习重点 ZHANGJIEXUEXIZHONGDIAN

（1）创业机会的含义，创业机会和商业机会的区别。

（2）创业机会的来源。

（3）创业机会的特点。

（4）创业机会的评估。

学习目标 XUEXIMUBIAO

学习完本章，学生应该能够理解创业机会的含义、来源、特点；了解创业机会和商业机会的区别；能够掌握创业机会的评估原则和方法。

达标标准 DABIAOBIAOZHUN

（1）能够说出创业机会的含义，创业机会和商业机会的区别。

（2）能够陈述创业机会的来源、特点。

（3）面对一个创业机会，能够做出正确的评估。

第一节　创业机会识别

一、创业机会的含义

创业机会属于更广义的商业机会范畴，但并不是一般意义上的商业机会，借助于价值创造流程中的目的—手段关系可以更好地理解创业机会的独特性。

创业机会的独特性就在于能经由重新组合资源来创造一种新的目的一手段关系，而商业机会的范畴更为广泛，代表着所有优化现有目的一手段关系的潜力或可能性。

一个创意可以在市场环境中行得通，这个创意要提供的产品或服务不但能给某些人带来实际的好处和用处——他们肯买，而且他们付的价钱使你可以得到利润，没人

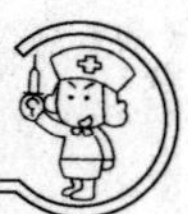

要的东西肯定不是创业机会，有人要不给钱或给的钱不能令你有利润也不是创业机会。

二、 创业机会的来源

1. 挖掘商业创意

（1） 商业创意的来源。

①新市场，即用原来的产品或服务满足新的市场需求。

②新技术，即创造人们需要的新产品/新服务。

③新利益，即产品/服务质量更好，功能更多，成本/价格更低。

（2） 商业创意的产生。

①通过分析特殊事件。例如，美国一家高炉炼钢厂因为资金不足，不得不购置一座迷你型钢炉，尔后竟然出现后者的获利率要高于前者的意外结果。再经分析，才发现美国市场结构已产生变化，因此这家钢厂就将以后的投资重点放在能快速反应市场需求的迷你炼钢技术。

②通过分析矛盾。金融机构提供的服务与产品大多只针对专业投资大户，但占有市场七成资金的一般投资大众，却未受到应有的重视。这样的矛盾，显示提供一般大众投资服务的产品市场，必将极具潜力。

③通过分析作业程序。例如，在全球生产与运筹体系流程中，就可以发掘极多的信息服务与软件开发的创业机会。

④通过分析产业和市场结构变迁的趋势。在国营事业民营化与公共部门产业开放市场自由竞争的趋势中，创业者们可以在交通、电信、能源产业中发掘极多的创业机会。

⑤通过分析人口统计资料的变化趋势。例如，单亲家庭快速增加、妇女就业的风潮、老年化社会的现象、教育程度的变化等消息分析，必然提供许多新的市场机会。

⑥通过分析价值观和认识的改变。例如，人们对于饮食需求认知的改变，造就美食市场、健康食品市场等的新兴行业。

⑦通过新知识的产生。

⑧通过复制外地市场。

2. 关注生态机会

环境专家推荐比较好的商业手段，一是减少，即削减购买量；二是再使用；三是循环使用，即将产品分解再重新组合成新产品。

3. 在市场中寻找创业机会

（1） 对熟悉领域进行分析。

（2） 利用市场的转换。

（3） 借助产业增长趋势。

（4） 利用市场间隙（如床垫维修）。

（5）利用社会事件或形势。

（6）利用被遗弃的市场。

（7）瞄准大市场下的小市场。

（8）扩大市场领域。

4. 在产品中寻找创业机会

（1）模仿成功产品。

（2）寻找很好销售却失败了的产品。

（3）改进现有产品或服务。

（4）装配产品。

（5）现有产品的再循环。

（6）向现成产品中添加价值。

（7）寻找废料的用途。

（8）打包或拆分现有产品。

5. 有价值创业机会的五大特征

一个好的创业机会必须是可实行和实现的，并要符合以下标准：

（1）真实的需求。即，那些具有购买力和购买欲望的消费者有未被满足的需求。

（2）能够收回投资。即，在承担风险和努力工作之后，可以带来回报和收益。

（3）具有竞争力。即，消费者认为购买你的产品或服务比购买其他的产品或服务能获得更多的价值。

（4）实现目标。即，能满足那些冒险的人和组织的愿望。

（5）有效的资源和技能。即，是在创业者所具备的资源、能力、法律等必备条件范围内。

6. 常见的创业机会

（1）健康的商机（保健、健身、健身用品、医疗药品等）。

（2）现代饮食商机（绿色食品、无公害蔬菜、营养配餐等）。

（3）现代信息商机（法律、心理、中介、企业咨询等）。

（4）现代生活时尚商机（饰品、摄影、宠物、汽车美容等）。

（5）女性的商机（美容化妆、服装、饰物、减肥等）。

（6）小孩的商机（玩具、学习辅导、服装、心理咨询、幼儿教育、学习用品等）。

（7）老人的商机（托老、保健用品、老年用品等）。

（8）其他商机。

尽管发现了创业机会，但这并不意味着要创业，更不意味着成功就在眼前。创业活动是创业者与创业机会的结合，并非所有的创业机会都有足够大的价值潜力来填补为把握机会所付出的成本，并非所有机会都适合每个人。

尽管在整个创业过程中，评价创业机会非常短暂，但它非常重要，是创业者发现

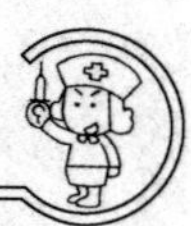

创业机会之后做出是否创业决策的重要依据。

第二节　创业机会评估

所有的创业行为都来自于绝佳的创业机会，创业团队与投资者均对创业前景寄予极高的期待，创业者更是对创业机会在未来所能带来的丰厚利润满怀信心。

不过我们都知道，几乎九成以上的创业梦想最后都会落空。事实上，新创业获得高度成功的概率大约不到1%。

成功与失败之间，除了不可控制的机运因素之外，显然一定有许多创业机会在开始的时候，就已经注定未来可能失败的命运。创业本身是一种做中学的高风险行为，而且失败也可能是奠定下一次创业成功的基础。

不过这些先天体质不良，市场进入时机不对，或者具有致命瑕疵的创业构想，如果创业者能先以比较客观的方式进行评估，那么许多悲剧结局就不至于一再发生，创业成功的概率也可以因此而大幅提升。

创业机会的评估包含以下两大方面：市场评估和效益评估。

一、市场评估准则

(1) 市场定位：一个好的创业机会，必然具有特定市场定位，专注于满足顾客需求，同时能为顾客带来增值的效果。因此评估创业机会的时候，可由市场定位是否明确、顾客需求分析是否清晰、顾客接触通道是否流畅、产品是否持续衍生等，来判断创业机会可能创造的市场价值。创业带给顾客的价值越高，创业成功的机会也就越大。

(2) 市场结构：针对创业机会的市场结构进行5项分析，包括进入障碍、供货商、顾客、经销商的谈判力量、替代性竞争产品的威胁，以及市场内部竞争的激烈程度。由市场结构分析可以得知新企业未来在市场中的地位，以及可能遭遇竞争对手反击的程度。

(3) 市场规模：市场规模大小与成长速度，也是影响新企业成败的重要因素。一般而言，市场规模大者，进入障碍相对较低，市场竞争激烈程度也会略为下降。如果要进入的是一个十分成熟的市场，那么纵然市场规模很大，由于已经不再成长，利润空间必然很小，因此这项新企业恐怕就不值得再投入。反之，一个正在成长中的市场，通常也会是一个充满商机的市场，所谓水涨船高，只要进入时机正确，必须会有获利的空间。

(4) 市场渗透力：对于一个具有巨大市场潜力的创业机会，市场渗透力（市场机会实现的过程）评估将会是一项非常重要的影响因素。聪明的创业者知道选择在最佳时机进入市场，也就是市场需求正要大幅成长之际，你已经做好准备，等着接单。

(5) 市场占有率：从创业机会预期可取得的市场占有率目标，可以显示这家新创公司未来的市场竞争力。一般而言，在成为市场的领导者，最少需要拥有20%以上的市场占有率。但如果低于5%的市场占有率，则这个新企业的市场竞争力虽然不高，自然也会影响未来企业上市的价值。尤其处在具有赢家通吃特点的高科技产业，新企业必须拥有成为市场前几名的能力，才比较具有投资价值。

(6) 产品的成本结构：产品的成本结构，也可以反映新企业的前景是否亮丽。例如，从物料与人工成本所占比重之高低、变动成本与固定成本的比重，以及经济规模产量大小，可以判断该企业创造附加价值的幅度以及未来可能的获利空间。

二、效益评估准则

(1) 合理的税后净利：一般而言，具有吸引力的创业机会，至少需要能够创造15%以上税后净利。如果创业预期的税后净利是在5%以下，那么这就不是一个好的投资机会。

(2) 达到损益平衡所需的时间：合理的损益平衡时间应该能在两年以内达到，但如果三年还达不到，恐怕就不是一个值得投入的创业机会。不过有的创业机会确实需要经过比较长的耕耘时间，通过这些前期投入，创造进入障碍，保证后期的持续获利。在这种情况下，可以将前期投入视为一种投资，才能容忍较长的损益平衡时间。

(3) 投资回投率：考虑到创业可能面临的各项风险，合理的投资回报率应该在25%以上。一般而言，15%以下的投资回报率，是不值得考虑的创业机会。

(4) 资本需求：资金需求量较低的创业机会，投资者一般会比较欢迎。事实上，许多个案显示，资本额过高其实并不利于创业成功，有时还会带来稀释投资回报率的负面效果。通常，知识越密集的创业机会，对资金的需求量越低，投资回报反而会越高。因此在创业开始的时候，不要募集太多资金，最好通过盈余积累的方式来创造资金。而比较低的资本额，将有利于提高每股盈余，并且还可以进一步提高未来上市的价格。

(5) 毛利率：毛利率高的创业机会，相对风险较低，也比较容易取得损益平衡。反之，毛利率低的创业机会，风险则较高，遇到决策失误或市场产生较大变化的时候，企业很容易就遭受损失。一般而言，理想的毛利率是40%。当毛利率低于20%的时候，这个创业机会就不值得再予以考虑。软件业的毛利率通常都很高，所以只要能找到足够的业务量，从事软件创业在财务上遭受严重损失的风险相对会比较低。

(6) 策略性价值：能否创造新企业在市场上的策略性价值，也是一项重要的评价指标。一般而言，策略性价值与产业网络规模、利益机制、竞争程度密切相关，而创业机会对于产业价值链所能创造的价值效果，也与它所采取的经营策略与经营模式密切相关。

(7) 资本市场活力：当新企业处于一个具有高度活力的资本市场时，它的获利回收机会相对也比较高。不过资本市场的变化幅度极大，在市场高点时投入，资金成本较低，筹资相对容易。但在资本市场低点时，投资新企业开发的诱因则较低，好的创

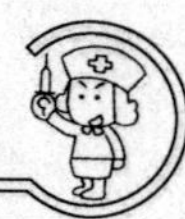

业机会也相对较少。不过，对投资者而言，市场低点的成本较低，有的时候反而投资回报会更高。一般而言，新创企业的活跃的资本市场比较容易创造增值效果，因此资本市场活力也是一项可以被用来评价创业机会的外部环境指标。

（8）退出机制与策略：所有投资的目的都在于回收，因此退出机制与策略就成为一项评估创业机会的重要指标。企业的价值一般也要由具有客观鉴价能力的交易市场来决定，而这种交易机制的完善程度也会影响新企业退出机制的弹性。由于退出的难度普遍要高于进入，所以一个具有吸引力的创业机会，应该要为所有投资者考虑退出机制，以及退出的策略规划。

小测试 XIAOCESHI

以下问题答“是”得1分，答“否”则不计分，请统计你所得的分数。

（1）你是否曾经为了某个理想而设下两年以上的长期计划，并且按计划进行直到完成？

（2）在学校和家庭生活中，你是否能在没有父母及师长的督促下，就可以自动地完成分派的工作？

（3）你是否喜欢独自完成自己的工作，并且做得很好？

（4）当你与朋友们在一起时，你的朋友是否常寻求你的指引和建议，你是否曾被推举为领导者？

（5）求学时期，你有没有赚钱的经验？你喜欢储蓄吗？

（6）你是否能够专注地投入个人兴趣连续十小时以上？

（7）你是否有习惯保存重要资料，并且井井有条条地整理，以备需要时可以随时提取查阅？

（8）在平时生活中你是否热衷于社区服务工作？你关心别人的需要吗？

（9）不论成绩如何，你是否喜欢音乐、艺术、体育以及课外活动课程？

（10）在求学期间，你是否曾经带动同学，完成一项由你领导的大型活动，譬如运动会、歌唱比赛、画海报宣传活动，等等？

（11）你喜欢在竞赛中，看到自己表现良好吗？

（12）当你为别人工作时，发现其管理方式不当，你是否会想出适当的管理方式并建议改进？

（13）当你需要别人帮助时，是否能充满自信地要求，并且能说服别人来帮助你？

（14）当你需要经济支援，是否也能说服别人掏钱给你帮助？你在募款或义卖时，是不是充满自信而不害羞的？

（15）当你要完成一项重要的工作时，总是给自己足够时间仔细完成，而绝不会让时间虚度，在匆忙中草率完成？

（16）参加重要聚会时，你是否准时赴约？在平时生活中，你有时间观念吗？你是否能充分运用时间？

(17) 你是否有能力安排一个恰当的环境，使你在工作时能不受干扰，有效率地专心工作？

(18) 你交往的朋友中，是否有许多有成就、有智慧、有眼光、有远见、老成稳重型的人物？

(19) 你在社区或学校社团等团体中，被认为是受欢迎的人物？

(20) 你自认是个好的理财人士吗？当储蓄到一定数额时，你是否能想出好的生财计划，钱滚钱，赚出更多的利润来？

(21) 你愿意为钱辛苦工作吗？钱对你重要吗？你是否可以为了赚钱而牺牲个人娱乐？

(22) 你敢为自己完成的工作负起责任吗？你是否总是独自挑起责任的担子，彻底了解工作目标并认真执行工作？

(23) 你在工作时，是否有足够的耐心与耐力？

(24) 你是否能在很短的时间内，结交许多新朋友？你是否能使新朋友对你留下深刻的印象？

参考性结论

0～5 分：你目前并不适合创业，还不善于把握创业机会，应当训练自己的技术与专业能力。

6～10 分：你需要在旁人的指导下去创业，才有创业成功的机会。

11～15 分：你基本能够自我把握创业机会，但是在所有［否］的答案中，你必须分析出自己的问题加以纠正。

16～20 分：你个性中的特质，足以使你从小事业慢慢开始，并从妥善管理中获得经验，成为成功的创业者。

21～24 分：你有无限的潜能，只要懂得掌握时机和运气，你将是未来的商业巨子。祝你成功！

阅读材料 YUEDUCAILIAO

开发创业者必备的素质和能力

你必须明白自己是否具有创办和经营企业所需要的能力和经验。你的工作经验、技术能力、企业实践经验、爱好、社会交往能力和家庭背景对于企业的成功都是很重要的因素。如果发现自己缺乏创办企业必备的素质和能力，可以通过以下方法加以改进：

(1) 与企业人士交谈，向成功的企业人士学习，并明白你的成功很大程度上取决于自己的努力。

(2) 做一个成功企业人士的助手或学徒。

(3) 参加一个培训班或学习班，接受培训。

(4) 阅读一些可以帮助你提高经营技巧的书籍。

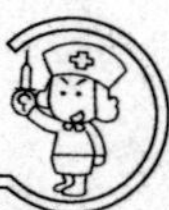

（5）阅读报纸上关于企业的文章，想象这些企业存在的问题以及他们解决问题的方法。

（6）与家人讨论经营企业的困难并说服他们支持你。

（7）练习讨论某种情况或某个想法的利弊。

（8）制订企业未来的计划，增强你的创业动机。

（9）提高思考问题、评价问题以及应对风险的能力。

（10）学习并思考如何更好地应对危机。

（11）接受别人的观点和新的想法。

（12）遇到问题时，要分析问题的前因后果，并提高自己从错误中吸取教训的能力。

（13）加大对工作的投入并要认识到：只有努力工作，才能获得成功。

（14）寻找能与你取长补短的合伙人，而不是完全依靠自己去创办企业。

创业案例　CHUANGYEANLI

鱼恋虾火锅店徐莉：一个90后女医学生的创业梦

我是2013年6月大学毕业，学的是口腔医学专业。对于一个活泼爱动的女孩儿来说，用石膏来雕刻牙齿模型，实在是一件痛苦的事。虽然我读的是医学专业，但却经常去图书馆看些经济管理类的书。再加上因为家庭原因，上学期间一直在做兼职，从家教到网编，做过很多，但感觉一直这样做没有太大出路。于是就想自己做一些事情。

做什么呢？我利用之前的兼职所得，又借了点钱，跟男朋友一起开了家餐厅。店没开起来，钱就花得差不多了，这次创业就以失败宣告结束，还欠了外债。当然，男朋友也分手了。但我还是不服输，决定二次创业。

开店前的思考：我的家人一直在做蔬菜批发等跟餐饮相关的行业，我对其他行业也没有了解。同时又考虑到，如果资金紧张的时候，人最先考虑什么？肯定要吃饭。我对所有的食物，从远到近有一个感觉，对鱼有一种特殊的感情，家里也一直在做鱼，之前的创业也跟鱼相关，因此最终还是选择了做鱼。我决定还是做些自己擅长的事。

选类定位：首先鱼这个品类就决定了鱼的价格受季节、气候、环境影响小，不会像蔬菜等物价会有很大浮动。而且受众比较广，小孩到老人都可以，符合现代人的就餐标准；鱼的成本比较容易控制，利润空间也比较大。而且关键的两点，活鱼现杀，秘制配方，做鱼火锅操作简单，很容易实现标准化。

其次，其他做鱼的餐厅，比如巫山烤鱼的市场已经接近饱和，而海底捞、新辣道等火锅人均消费较高，专营鱼火锅品牌少，目前属于蓝海市场。我们定位50元/人左右，先定产品再定价格，在考虑成本的基础上去定位。周围的人群和未来的加盟商，决定了定价。

选址：我自己经常出去找，出去看，吃饭的时候也会问一下，这个地方是否在转让。差不多找了一段时间。现在这个地址，商铺背后是社区，对面也是成熟社区，附近有各样的成熟社区，有很大的消费群；靠近海鲜市场，采购方便；有新开的石榴庄地铁站和公交，离3环比较近，交通非常方便。而且周围商圈比较成熟，各种类型的商家都有，旁边就是如家、KFC、大鸭梨等品牌店，方便彼此间会员互通。人流量大，邻近社区，是最好的选择。

合伙人：我的经验比较少，需要有一位导师来指引，大树底下好乘凉。通过哥哥，我认识了合伙人之一胡立平，他自己也开过餐厅，有成熟运作的北京尚品香国际餐饮管理有限公司，还有着多年的餐饮管理经验。还有刘姐，她跟胡总是多年的同事，知根知底。三个人里面，胡总负责管理，刘姐负责收营和财务，我负责销售和招商加盟，平时做用户互动、菜品定位、原材料采购。一个企业肯定是需要有一个人来主宰的，我们就按照股份制来办事。三个人在一起，最主要是心，不然互相嫉妒互相猜测，是不能达成合作的。交朋友做生意，用心最关键。

营销：老客户的关系维持很重要，我们有的客户一周差不多要来 5 次。把老邻居老顾客维护好了，生意自然不会太差。还有一些胡总的老客户，互相之间的互动，已经达成一次合作，二次合作比较轻松。还可以利用媒体做些宣传，我们也有自己的微信公众账号，会推送一些健康养生的知识、新菜和活动信息。比如发传单，一个人力量肯定很单薄，我发起了号召，在微信上招义工，第二天就有人来了。此外还有百度的招商平台也很有用。

要抓住顾客的心理，顾客要的不是便宜，而是感觉占了便宜，服务到位，就会再来。比如办理一些会员卡，会员生日送礼品等。

另外，我们还有跟周围商家的合作，异业联盟等，我们会在周围的足疗、KTV、美容美发、超市放些会员卡、宣传单和赠品。作为如家的底商，两家的会员是可以互相打折的，等等。团购也是品牌的宣传。前期我的主要考虑不是盈利，急于求成也没用。就像父母养育孩子，或许要 20 多年的心血才有可能回报，前期肯定是要付出的。

招商加盟：营业以后，有很多喜欢我们菜品的客人还有尚品香公司加盟商来咨询加盟，我都委婉拒绝了。这是因为我们的技术方面、操作流程，还没有实现标准化、量化。过年期间，我们逐步摸索，不论是特色锅底还是其他，用多少材料，操作流程是什么，这些都已经有了一个量化的标准。所以现在的我们开始招商，因为现在我的项目可操作性很大，有店就能经营。直营店和加盟店之后都会发展。

开加盟店不是那么容易的。产品是王道，产品存在问题的话，传播越快，死亡越快。初期绝不能贸然地让人加盟，可能短期内会收到一些加盟费，但长期可能就砸牌子了。年前有一个加盟商，他初期非常认可我们的品牌，但相互之间想法有出入，没和我们商量就在一个社区里接了一个羊蝎子火锅店，想把鱼火锅和羊蝎子一起做，我们通过评估，认为这个店成功的概率很小，租金高、位置一般，周围几乎没有流动人口，何况，羊蝎子和鱼火锅在一起做很不合适，我就主动退还他加盟费了。做任何事情，我的原则是宁缺毋滥！

创业感悟：我认为我在做的是一个很有前途的事业，但我个人精力阅历有限，我做品牌代言人，承担了很大责任，有很大的压力，很多方面我都是空白的，需要去学习。包括客人、服务和管理上的困难。比如客人抱怨上菜速度慢，服务不周善，就要送客户一些小凉菜，尽量让客户心理平衡。细节很关键，假如客户消费了 251 元或者 250 元，就要安排收银员少收几元钱，很多人都讨厌 250 个数字吧？再比如晚上 10 点厨师下班了，半夜也有隔壁网吧、如家酒店的客人来就吃火锅，人员调班也会有些头疼。“鱼恋虾火锅”是一个新的生命，新的品牌，但我希望让它带动更多人创业、就业，帮助那些有创业梦想但缺乏经验的人做一番事业。年轻时多闯一闯，就不会留下遗憾，不会在之后耿耿于怀。至于“过程”和“结果”哪个更重要？我想我更珍惜鱼恋虾从无到有，从 0 到 1 的过程。

资料来源：东方财富网，http://finance.eastmoney.com/news/1682,20140309366680589.html

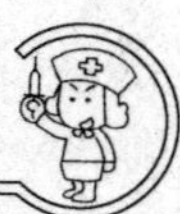

学习笔记

XUEXIBIJI

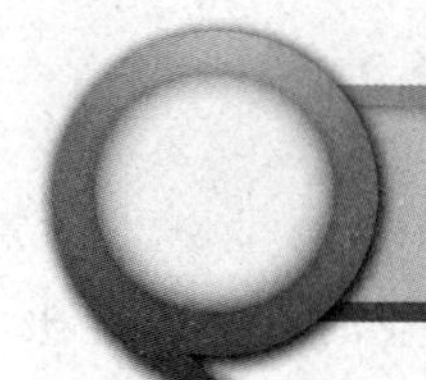

第六章　创业融资

章节学习重点 ZHANGJIEXUEXIXHONGDIAN

(1) 大学生创业融资难的解决方案。
(2) 大学生创业融资的结构和过程。
(3) 大学生创业融资的资金来源。

学习目标 XUEXIMUBIAO

学习完本章，学生应该能够制作出简单的创业融资方案，能够制作出简单的创业融资需求预算表，掌握创业融资的过程，了解创业融资的类型及来源，具备基本的创业融资知识，具有基本的创业融资及分析能力。

达标标准 DABIAOBIAOZHUN

(1) 能够陈述大学生创业融资的含义。
(2) 能够陈述大学生创业融资的基本过程。
(3) 面对大学生创业融资难题，能够拿出基本的解决方案。
(4) 能够独立制作简单的创业融资需求预算表。

第一节　大学生创业融资面临的最大难题

一、大学生创业融资困难

大学生创业面临的最大问题是什么？广州青年企业家协会2004年的一项专题调查显示：45%的被调查者认为创业遇到的最大问题是“缺乏资金”，32%的人认为“缺乏项目”。

大学生创业融资困难主要原因是大学生创业缺少甚至没有资产，无法进行抵押。大学生创业没有可参考的经营情况，不像成熟的企业，如可口可乐公司即使在一夜之间倒闭，也能让公司在一夜之间再建立起来。大学生创业的融资规模相对较小，从贷款规模比较，对中小企业贷款的管理成本平均为大型企业的5倍左右。

二、大学生创业融资难的理论解释

1. 不确定性

从大学生创业活动本身来看，面临非常大的不确定性。大学生创业的不确定性比既有企业的不确定性要高得多，缺少既有企业所具备的应付环境不确定性的经验，尚未发展出以组织形式显现出来的组织竞争能力。

从投资者看：投资者不得不在拥有很少事实依据的基础上评判机会价值和创业者能力；大学生创业者和投资者对新企业价值的认识常有分歧；投资者希望确认，当大学生创业者的新企业被证明没有价值时，大学生创业者能偿付全部所融资金，故常要求大学生创业者提供抵押品。

2. 信息不对称

创业者常出于保密的需要不向投资提供更多信息；创业者可能利用投资者为自己而不是为企业谋利；与创业者相比，投资者则处于相对信息劣势的地位。投资前的信息不对称可能导致逆向选择；投资后的不对称则与道德风险有关。

三、大学生创业融资难的解决方案

大学生创业融资的解决方案有：

(1) 自我融资。

(2) 合同条款。

(3) 专业化。

(4) 地理上的投资本地化。

(5) 邀请其他投资人。

以上是这五种方案的具体内容。

1. 自我融资

思考：大学生创业者从其他人那里筹集资金时，为什么必须投入大量自有资金？

因为大学生创业者比投资人更了解商业机会，如果你不愿冒险，得到更少机会的投资人更不愿冒险。同时也是对大学生创业者道德风险的约束。

2. 合同条款

禁止大学生创业者在未经投资者允许的情况下购买或出售资产或股份；可转换债券或优先股可转为普通股；没收条款或反稀释条款；控制权；要求创业者较长的待权期。

3. 专业化

按照产业进行专业化和按照新企业发展的不同阶段进行专业化。

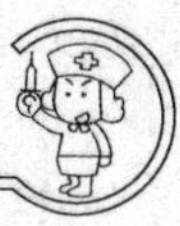

4. 地理上的投资本地化

拇指法则：不要投资距离投资者办公室超过两小时路程的新企业。

原因：更容易深入参与新企业的管理；更容易挑选出合适的需要资助的企业。

5. 邀请其他投资人

投资者可以组建联盟，以分散风险，收集信息。

案例 ANLI

世上无难事只怕有心人

美国火车旅行家保罗·泰鲁在《游历中国》一书中写道：“有昆仑山脉在，铁路就永远到不了拉萨。”20 世纪 90 年代，瑞士的一位权威铁路工程师来西藏考察地形时，更是断言在西藏修铁路“根本不可能”。因为它有着 4000 米以上的平均海拔高度，稀薄的空气，冬天晚上可达零下 40 摄氏度的气温，550 千米夏天融沉、冬天冻胀的冻土区，折磨得人头痛欲裂甚至失去生命的高原反应……但是被预言“不可能”修成的铁路，在 2006 年 7 月 1 日变成了现实。它就是世界著名的青藏铁路。

分析

一个真正的大学生创业者首先要具备克服困难的信心；创业者也应该感谢融资的困难，因为它使很多有创业想法的大学生在一开始就退出了创业的赛场，那些不畏惧困难的大学生创业者已经获得了首回合较量的胜利。总之，化解融资难题，创业者需要了解创业融资的特点和融资渠道。

第二节　大学生创业融资的资金数量、类型及来源

一、资金数量

1. 创业资金的数量

60％的新企业只用不到 5000 美元的资金就创建起来了，只有 3％的新企业的创业资金超过 10 万美元。美国 500 家增长最快的私营企业平均创业资金不到 3 万美元。

《中国百姓创业调查报告》：10 万元就可以起步创业，26～35 岁是黄金创业年龄。48％的人创业资金规模在 10 万元以下，19％的人在 10 万～30 万元之间。26～35 岁是创业者的最佳时期，在这段时期创业的人数达到 47％；36～45 岁的创业者占 27％；25 岁以下的创业者占 18％；46 岁以上的创业者占 8％。

2. 评估融资需求

如何确定新创企业所需融资数量？

（1）列出创业成本和资金用途清单。创业成本包括：购买机器设备、营运资金及

长期资产。根据以上内容确定所需要资金总量及资金未来用途。

(2) 预编财务报表。预编损益表分析新企业盈亏账目；预编资产负债表显示企业的财务结构，使投资能进行比率分析。

注意事项：准确的财务报表主要取决于准确的市场估计；还取决于准确的成本估计。人们倾向于高估收益而低估成本。

(3) 现金流量表。现金流量表是对某个给定时点新企业所拥有现金数量的计算。现金流量为负，将不能支付，可能破产。

二、 资金类型

资金类型如表 6-1 所示。

表 6-1　资金类型

比较项目	债权性资金	股权性资金
本金	到期从企业收回	不能从企业抽回，可以向第三方转让
报酬	事先约定固定金额的利息	根据企业经营情况而变化
风险承担	不承担	承担
对企业的控制权	无	按比例享有

三、 资金来源

我该去哪里筹集这笔资金？

我需要做哪些工作获得这笔资金？

私人资本融资：创业者自筹资金、向亲朋好友融资，天使资金，风险投资者……

机构资本融资：银行贷款、企业间的信用贷款、中小企业间的互助机构的贷款、创业投资资金、政府的扶持资金……

1. 向亲朋好友融资

有利的一面：克服信息不对称。

不利的一面：容易出现纠纷。

在向亲朋好友融资时，如何避免日后可能出现的纠纷？

初始资金来源调查：根据世界银行所属的国际金融公司（IFC）对北京、成都、顺德、温州 4 个地区的私营企业的调查表明：我国的私营中小企业在初始创业阶段几乎完全依靠自筹资金，90%以上的初始资金都是由主要的业主、创业团队成员及家庭提供的，而银行、其他金融机构贷款所占的比重很小。

2. 天使投资

概念：自由投资者或非正式机构对有创意的创业项目或小型初创企业进行的一次性的前期投资，是一种非组织化的创业投资形式。

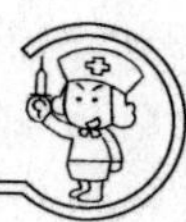

特征：直接向企业进行权益投资；不仅提供现金，还提供专业知识和社会资源方面的支持；程序简单，短时期内资金就可到位。

来源：

（1）曾经的创业者。

（2）传统意义上的富翁。

（3）大型高科技公司或跨国公司的高级管理者。

3. 风险投资家

概念：从大型机构投资者（大学捐赠基金或养老基金）那里筹资并将这些资金投资到新企业的组织工作的人。

特点：风险投资家为新企业提供资金、帮助经营；识别关键员工、消费者和供应商；协助制定运营政策及战略；帮助新企业公开上市。

适合企业：新企业需要在一个高成长的行业中经营，有独特的竞争优势，提供有非常清晰的市场需求的产品，由一个有经验的管理团队所管理，有公开上市计划。要求创业者发行可转换优先股。

阅读材料　YUEDUCAILIAO

创业投资三大定律

第一定律：绝不选取含有超过两个以上风险因素的项目，创业投资项目常见的五种风险因素，即研究开发风险，产品风险，市场风险，管理风险，创业成长风险。如果创业投资家认为申请投资的创业项目存在两个以上的风险因素，通常情况下，是不会考虑投资的。

第二定律：$V=P*S*E$，其中V代表总的考核值；P代表产品市场的大小，S代表产品的独特性；E代表管理团队的素质。

第三个定律：投资V值最大的项目。即在风险相同的情况下，创业投资家将选择总的考核值最高的项目。

4. 公司投资者

通常现有的企业为获得新企业的产品或技术进行投资。财务条款相对优惠。

5. 商业银行贷款

新的业务类型：个人生产经营贷款、个人创业贷款、个人助业贷款、个人小型设备贷款、个人周转性流动资金贷款、下岗失业人员小额担保贷款和个人临时贷款等类型。

例如：2006年，孟加拉国格莱珉银行的创立者穆罕默德·尤努斯因以银行贷款的方式帮忙穷人创业而获得诺贝尔和平奖。

6. 资产抵押贷款人

通过将资产本身作为贷款抵押品来提供融资，这一方式融资通常占60%的比率。

例如：为了购买卡车，用卡车作为抵押，获得60%的资金。

7. 应收账款让售公司

以折扣方式（1%～2%）购买企业应收账款的专业性组织。

客户在30～90天支付账单，为获资金，以折扣方式让售。

8. 政府项目

政府提供的许多新企业融资项目。

设立百色市大学生创业专项资金，每年安排1000万元，用于大学生创业专项资助、贷款贴息、税收返还等。成立百色市风险投资公司，首期资金额度为5000万元（市财政局出资2000万元），对符合条件的大学生自主创业企业投入风险资金。

第三节　大学生创业融资的结构和过程

一、大学生创业融资的结构

1. 股权融资的过程

向投资者提供创业计划书，做说明。投资者一般淘汰95%的商业计划书。投资者对剩余5%进行正式调查，寻找值得投资的特征：

（1）优秀的创业团队：诚实可信、不断进取、对企业充满激情，更重要的是经验。

（2）好的商业机会：市场容量大、产品接受度高，适当的战略，知识产权不易模仿，生产计划，产品描述等。

（3）尽职调查：对新企业的信息进行核实。市场、商业模式与知识；组织形式、董事会、专利和商标；财务报表。

谈判——股权数量。

2. 分阶段融资

先进行最初投资，创业者使用最初投资达到一个里程碑，或达到让投资者追加投资的要求时追加投资。否则不继续投资。分阶段投资的好处是让投资者降低信息不对称及不确定性的风险（见表6-2）。

表6-2　分阶段融资

阶　段	新企业状况	资金来源	资金用途	资金成本
种子前期	创业者有一个创意，未组建新公司或完成商业计划书	创业者、朋友和家人、天使投资或公司	组建公司，制作商业计划书	回报率70%～100%

种子期	形成法人实体，拥有创业团队，完成商业计划书	创业者、朋友和家人、天使投资、风投或公司	开发产品原型、壮大团队、市场调研	回报率60%～80%
第一阶段	已组建公司、完成产品开发和初期市场调研	创业者、朋友和家人、天使投资、风投或公司	进行初次销售，建立生产能力，购买固定资产	回报率40%～60%
第二阶段	已经生产并售出第一批产品，组织机构开始运转	天使投资、风投或公司、资产抵押融资人	扩大产品生产，为销售和生产增雇人员	回报率20%～40%

二、大学生创业融资的过程

1. 融资前的准备

（1）建立个人信用：无形资产；信用社会；从现在起建立个人信用。

（2）积累人脉资源：社会资本；关系网络。

2. 测算资本需求量

（1）估算启动资金。

（2）测算营业收入、营业成本、利润。

（3）编制预计财务报表。

（4）结合企业发展规划预测融资需求量。

3. 编写创业计划书

两大作用：创业计划通过勾画未来的经营路线和设计相应的战略来引导企业的经营活动；创业计划用于吸引借款人和投资者。

形式和内容：企业的使命、企业与行业的特征、企业的目标、经营战略、产品或服务的说明、市场营销战略、对顾客兴趣的说明、目标市场、市场需求量、广告和促销、市场规模和趋势、地点、定价、分销、竞争者分析、创业者与管理者简历、组织结构、财务资料、资金需要、投资者的退出方式……

4. 确定融资来源

股权融资与债务融资和个人投资与机构投资。

5. 融资谈判

无论创业计划书写的有多好，在与资金提供者谈判时表现糟糕的创业者很难完成交易。因此要做好充分准备，事先想想对方可能提到的问题；要表现出信心；陈述时抓住重点，条理清楚；记住资金提供者关心的是让他们投资有什么好处。这些原则对融资至关重要。

创业案例 CHUANGYEANLI

东莞石新医院市场化经营战略案例

东莞石新医院成立于 1997 年 6 月，位置设在东莞市樟木头镇一个相当偏僻的山窝里，由于当时设计时没有医疗行业人员的参与，是由当地管理区（现村委会）出资所建，所以楼房很像商业用房；由于资金短缺，仅建有一座 4 000 多平方米的三层房屋。当时情况是医院规模较小，设备极其简陋，地方偏远，医务人员 50 余人，床位设置 40 张，看上去像个大门诊部，各方面条件可以说是一穷二白。

石新医院的出现，可以说是当时我国医疗卫生行业进入市场的一个雏形。在中国，医疗卫生行业一直是国家管理和控制的福利事业，虽然全国市场经济已从 1982 年开始，进入 90 年代已是如火如荼。但医疗行业十分沉闷，90 年代初才开始争论“医疗市场是否存在”，1995 年前后才开始部分进入市场。这时医疗行业的政策仍是计划经济的产物，医疗市场还不甚明朗。但市场化浪潮是中国的大势所趋，医疗行业的市场化最终也是必然的。

东莞石新医院当时存在以下几个方面的机遇：

（1）顺应了中国发展的历史潮流和医疗市场开发的时机。

（2）上级（管理区领导）关心、支持医院建设。

（3）东莞市樟木头镇自 1992 年开始开发房地产业，经济得到迅速发展，人口由原来的 2 万多人迅速发展到 1997 年的 10 余万人。但配套服务设施不甚完善，特别是医疗卫生方面资源短缺，仅有一所镇属医院，石新医院在此时建设和发展有其存在的市场空间，是一个极好的时机。

尽管石新医院发展的前景和时机看好，但石新医院发展的现状却不容乐观：

（1）国家卫生政策还停留在计划经济状态，尤其是医疗市场方面的政策不甚明朗。地方卫生行政部门对管理区出资建设的医院在政策上支持力度不大。

（2）镇政府维护其镇属医院的发展和建设，积极筹资兴建新型的樟木头镇人民医院，这必将对石新医院产生较大冲击。

（3）石新医院处在樟木头镇与周边镇的交界处，周围人烟稀少，地理位置极差，交通极为不便。

（4）医院用房属非医疗用房结构，使用上极不便利。另外医院资金短缺，硬件设施不足，各方面运作举步维艰。

（5）石新医院组织架构优化程度不够，管理层医院管理经验不足，管理知识陈旧，管理手段原始。

在医院经营不甚景气、年业务额仅有 400 余万元的情况下，1998 年 6 月，石新医院开始面向全国招聘医院管理人才，招聘该医院副院长兼市场总监，主管企划、人事和市场营销，在缺少相关职能部门的情况下，组织成立了医院行政部、人力资源部、企划部和市场营销部。并针对国家政策、东莞医疗市场状况、人口状况、群众对医疗卫生行业满意度、群众对石新医院医疗服务满意度、周围医疗卫生机构设置、当地群众的健康需求以及石新医院内部状况做了历时 1 个多月的调查，并走访了部分镇政府、人大、政协官员、港台人士、工厂主管和群众代表，两次召开了院内外相关人员的座谈会，从而了解到石新医院目前所面临的上述情况。在做一番深入了解的基础上，企划部等一帮人马对医院各方面发展的可能性方案进行设计，收集了大量的信息资料并进行系统分析。8 月初，经过反复论证医疗市场的外部环境和内部情况，初步确定了 3 套医院市场经营和发展的备选策划方案，组织院委会及中层干部进行讨论、修改，再讨论，再修改。最终筛选确定了一套完整的实施方案，并得到了医院上级领导石新管理区的决议通过。9 月底，企划部、人力资源部和市场营销部主要负责人成立了该方案实施的专项领导小组，并明确了分工。对具体实施及各医疗业务部门的管理人员召开了动员会，开展

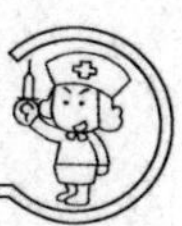

了全方位宣传，使他们真正了解该方案的内涵及实施要求，按照“体制创新”“服务升级”“品牌打造”三步骤立即开展并实施了一系列方案：

一、体制创新

于1998年10月带领企划部负责初步拟订<石新医院产权核定方案>。其内容为石新医院院长代表院委会与石新管理区签订《石新医院经营管理授权协议书》，明确医院所有权归石新管理区所有，石新医院院长和院委会拥有医院自主经营管理权（包括人权、财权、内部管理权等）。经过双方讨论和协商，达成上述协议，于1998年11月10日正式签订了《石新医院经营管理授权协议书》，并于1999年1月1日开始生效。

针对石新医院领导团队管理水平不佳，领导团队不力的状况，在院委会的大力支持下，人力资源部根据医院发展需要，大胆进行了医院人事制度改革。于1999年1月中旬重新设立管理岗位，规划了医院管理机制、完善了组织架构和领导体系。同时采取招聘人才、竞争上岗的办法，出台《管理干部竞争上岗实施细则》，于2月中旬正式选取了一批优秀的管理干部，尤其是核心领导层，由原来的3位院委会领导增加到5位，并做到了五个结合：老中青相结合、专业内外相结合、地方与外来相结合、知识层面相结合、个体优势相结合。全院管理干部层层签订了《授权书》和《责任状》，并在此基础上，于3月初建立健全了医院人事各项管理制度。这样，通过领导体系、知识体系和制度体系的有机结合，形成了自上而下强有力的互动、互补、责权利统一的医院领导和管理团队。

二、服务升级

第一步“体制创新”已经完成，但这仅仅是打好了一个基础。仅有体制，没有思路还不行，“天时、地利、人和”。在当前医院设施简陋、资金不足的情况下，要让有活力的管理体制发挥作用，产生效益，这时医院的出路在于打好服务牌。因此于1999年4月又主导企划部和市场营销部策划医院迈入第二步“服务升级”，提出“开展医院服务形象工程建设活动”的策划方案。该活动的设计是以“形象工程建设”为主题，以“服务创新”为出发点，以“以病人为中心、以顾客为导向”为理念，以“让病人满意和感动”为目标，以“提高服务形象、服务功能、服务质量、服务水平和服务效益”为实质内涵，意在一方面从根本上转变医务人员的服务观念，改变原有医院服务的方式、方法和流程，起到“内强素质、外树形象”的作用；另一方面提高医院效益，推动医院发展。这一决策一经提出，便迅速得到院委会的一致通过。先由企划部和相关业务人员对医院市场目标、服务功能、服务项目和服务水平重新定位；由人力资源部负责人才供应，并开展服务观念和服务方式的一系列全员培训；然后由业务副院长牵头，医务部、护理部、行政部配合，负责落实项目建设，并重新修订和落实包括道德规范、服务规范、服务流程等在内的医院所有规章制度；同时由市场营销部全面负责形象工程的内外宣传策划工作。于是，这项活动自1999年5月开始迅速得到全面展开。推动院委会全体领导成员带头“洗脑”，参加服务观念、服务方法的培训，并争取当地五星级酒店（三正半山酒店）的支持，在医院举办五星级服务培训班。在企划部和医务部的协助下，策划建立了医院独特的顾客服务系统（CSSP）。各项工作重新优化服务流程，并加以修订与规范。“地利”方面，在医院与城中心之间设立“健康快车”，每15分一趟，解决群众看病便利问题；在急救方面打造“绿色生命通道”，通过缩短急救时间，设立“快速反应部队”，并采用先急救后交费的办法，从而大大提高了抢救成功率。在各门诊方面设立导医、院长接待岗、电脑触摸查询系统，实施“微笑服务”、“首问负责制”与“首诊负责制”。在全院运作方面投入35万元建立电脑网络系统，提高了服务效率。通过实施CSSP，实现了医院整体服务水平的全面升级。同时，要求人力资源部和市场营销部策划医疗服务不断向人性化方向发展。如为减少小儿患者对医院的恐惧感，专门设计了充满童趣的儿童输液室；为向患者提供舒适的医疗环境，投入30万元装修干净、无味、星级式的卫生间，铺建病人活动的绿色花园，设立病友活动中心等。另外，还为住院病友每月举行生日晚会；为门诊打针的儿童患者派发小礼品或糖果；对所有住院病人给予节日问候和出院后回访慰问等人性化服务措施。

在业务项目的开发方面，通过企划部、市场营销部的策划，于1999年6月成立骨伤科，2000年2月成立防保体检办，2000年3月成立ICU（重症监护室），2001年5月成立妇产科、手外科和普外科。1999年元月又主持策划了《石新医院职工集资入股发展医院的实施方案》，成功筹措资金826万元，部分解决了医院资金方面的不足，当年购入CT、X光机、彩超等一批现代化、具有区域竞争力的大型医疗设备；并利用发展基金的积累和分期付款的办法，6000平方米影像外科大楼于2000年元月动工，2001年4月竣工并投入使用。在院领导主导下的市场营销部在营销宣传方面也搞得轰轰烈烈。首先在通往医院的各路口处设立了路标牌，然后编印《石新医院院刊》，每月通过邮局发到各单位，并不断制作电视新闻和专业项目方面的广告，将石新医院服务情况和文化传播出去。在市场拓展方面，采取"农村包围城市"的策略，深入社区服务，在各镇区广场和村庄开展大规模巡回义诊活动，让医务人员与群众广泛接触，建立朋友关系，并对工厂、楼盘、山庄、酒店等推行合同医疗，让利给企业和社群，提供便利和关爱服务。通过这些方面的努力，我院医疗市场迅速扩大。2000年3月30日，在东莞至惠州的樟木头路段发生一起特大交通事故，当时27名伤员全部送往石新医院。医院把这次当作考验自己和树立形象的最佳机会，全体医院职工动员起来，争分夺秒，做好分工，废寝忘食，全力以赴，结果所有轻重伤员全部痊愈出院。镇电视台、东莞电视台都给予了系列跟踪报道，《东莞日报》、《南方日报》也给予了大篇幅报道："镇一级医院，市一级水平"等，"3·30"使石新医院名声大振。

2000年5月，石新医院被东莞市社保局核定为东莞市社会保险定点医疗机构，并隆重举行了由市、镇、区领导参加的挂牌仪式。至2001年6月，形象工程建设历经两年时间已取得明显成效。医院建筑面积达16000余平方米，增长了两倍，职工增加到210余名，全院开放病床增加到200余张，医疗项目由1998年的4个增加到16个，年门诊量达14.6万人次，增长102.6%，年住院病人数达2845人次，较98年增长113.87%，年手术突破1000台，较1998年增长98.7%，其中开展颅脑手术64例；危重病人抢救成功率为94.7%，出院病人治愈率、好转率97.1%，手术成功率为97.79%，均达二级甲等医院水平，已成为一所设备精良、专家云集、服务周全、管理完善，集医疗、预防、教学、康复为一体的综合性医院。年终社保局、卫生局、物价局及财政局联合检查，医院获得好评。

资料来源：百度文库，https://wenku.baidu.com/view/2fd18b3710661ed9ac51f304.html

课后练习 KEHOULIANXI

一、填空题

（1）大学生创业融资难的理论解释是______、______。

（2）从大型机构投资者那里筹资并将这些资金投资到新企业的组织工作的人叫作______。

（3）创业计划通过勾画未来的经营路线和设计相应的战略来引导企业的______。

二、选择题

1. 单项选择

（1）准确的财务报表主要取决于准确的______；还取决于准确的______。

A. 成本估计　要素估计　　　　B. 要素估计　市场估计

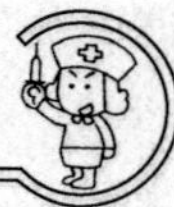

C. 成本估计 市场估计　　D. 市场估计 成本估计

(2) 自由投资者或非正式机构对有创意的创业项目或小型初创企业进行的一次性的前期投资，是一种非组织化的创业投资形式。这种形式称为______。

A. 创业投资　　B. 风险投资

C. 扶持资金　　D. 天使投资

(3) 通过将资产本身作为贷款抵押品来提供融资，这一方式融资通常占______的比率。

A. 60%　　B. 70%

C. 80%　　D. 90%

(4) 创业者从开始列项目计划书到完成组建公司的过程，资金成本的回报率______。

A. 越来越高　　B. 越来越低

C. 越来越平稳　　D. 没有变化

(5) 创业者虽然不能确定得到某笔借款，但是可以肯定，无论进行股权融资还是债权融资，都需要准备一份在充分调查研究基础上做出的切实可行的计划。创业者在为新企业筹资的时候，首先要确定资金需求。确定所需资金，应考虑三个方面的问题：开办企业所需资金、企业营运所需资金和______。

A. 企业流动资金　　B. 企业利润分配

C. 创业者股权大小　　D. 创业者个人的支出

2. 多项选择

(1) 确定新创企业所需融资数量应当______。

A. 列出创业成本和资金用途清单

B. 预编财务报表

C. 现金流量表

D. 盈亏平衡分析

(2) 创业成本包括______。

A. 购买机器设备

B. 公关成本

C. 营运资金

D. 长期资产

(3) 创业投资项目常见的风险因素包括研究开发风险______。

A. 产品风险

B. 市场风险

C. 管理风险

D. 创业成长风险

(4) 商业银行贷款业务类型包括个人生产经营贷款、个人创业贷款、个人助业贷款、个人小型设备贷款、个人周转性流动资金贷款、下岗失业人员小额担保贷款和个人临时贷款等类型。

A. 个人创业贷款

B. 个人长期贷款

C. 个人生产经营贷款

D. 个人小型设备贷款

（5）小黄用他的个人存款 2 万元和父母给的 8 万元，注册成立了一个工作室，他向银行申请了创业贷款 6 万元，一年后中二科技的冉总向他投资 10 万元，红杉资本向他投资 15 万元。请问他的工作室资金来源有哪些？

A. 创业者自筹资金

B. 天使资金

C. 银行贷款

D. 风险投资者

三、名词解释

（1）天使投资

（2）资金成本

四、简答题

（1）大学生融资困难的原因是什么？

（2）股权融资与债务融资是什么？有何不同？

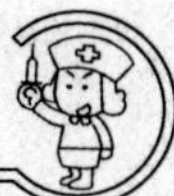

学习笔记 XUEXIBIJI

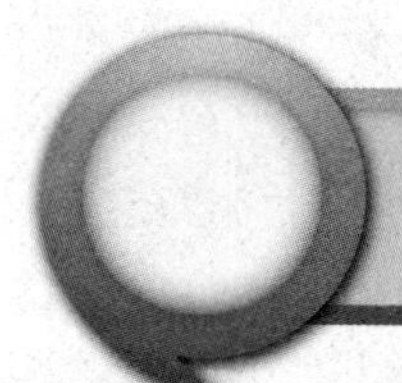

第七章　创办企业

章节学习重点 ZHANGJIEXUEXIXHONGDIAN

（1）如何为企业选择合适的市场。
（2）企业选址。
（3）企业法律形式及组建的条件。
（4）企业组建的程序及注意事项。

学习目标 XUEXIMUBIAO

学习完本章，学生应该能够大致了解如何分析市场、合理选址，了解企业法律形式，企业组建条件和程序。

达标标准 DABIAOBIAOZHUN

（1）能够列举分析市场和企业选址。
（2）能够陈述企业法律形式。
（3）能够陈述组建的条件和程序。
（4）能够理解企业组建的注意事项。

第一节　企业理论知识

企业一般是指以盈利为目的，运用各种生产要素（土地、劳动力、资本、技术和企业家才能等），向市场提供商品或服务，实行自主经营、自负盈亏、独立核算的法人或其他社会经济组织。

在商品经济范畴内，作为组织单元的多种模式之一，按照一定的组织规律，有机构成的经济实体，一般以盈利为目的，以实现投资人、客户、员工、社会大众的利益最大化为使命，通过提供产品或服务换取收入。它是社会发展的产物，因社会分工的发展而成长壮大。企业是市场经济活动的主要参与者；在社会主义经济体制下，各种企业并存共同构成社会主义市场经济的微观基础。企业存在三类基本组织形式：独资企业、合伙企业和公司，公司制企业是现代企业中最主要、最典型的组织形式。

第二节　选择合适的市场

一、什么是市场

企业的市场是指某个地理区域内需要企业的产品或服务、愿意购买且具有购买能力的人群。每个企业都销售某种产品或服务，企业的潜在消费者可以描述为：

（1）需要企业产品或服务的人。

（2）买得起这些产品或服务的人。

（3）愿意购买这些产品或服务的人。

竞争因素也必须考虑。如果有竞争者也在这个市场中，那么必须考虑该市场是否足以支撑起另外一家企业。同时，还要考虑你所提供的产品或服务应该如何与竞争者的产品或服务区别开来。

二、创业者应该了解潜在消费者的哪些信息

（1）辨别消费者。市场可以按照消费群体购买意图进行划分，也可以依据年龄、性别、婚姻家庭状况、职业、收入等要素及其变化趋势进行细分。

（2）了解消费者的需求。通过细分市场，创业者就比较容易把握各个消费群体对产品或服务的具体要求。

（3）了解消费者在何处购买。创业者需要知道目前消费者在何处购买此类产品或服务，并且要确定哪些因素可以使他们转而购买你的产品或服务。

（4）了解消费者何时购买。了解消费者在购买的瞬间和购买频率（每日、每周、每季、每年）有利于创业者就营运时间、广告宣传时间以及各个时期的备货等问题做出正确的决策。

（5）了解消费者如何购买。了解消费者的购买方式，便于创业者就企业销售中的信用政策和价格决策等做出决策。

三、从哪里获得消费者的信息

消费者的信息可以通过同业公会（出版物）、商会、政府机构、报纸和杂志还有对特定区域进行的市场调查研究等渠道获得。

四、什么是市场营销

懂得并能够开发出市场营销计划是每个企业经营者的重要任务之一。现代营销活

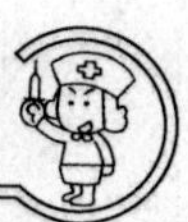

动的理论基础是市场营销观念和方法。这种观念要求经营者以消费者利益为导向，了解消费者的需求并使其得到满足。

市场营销理论基于以下两个前提：

(1) 一切企业行为都应以满足消费者需求为目的。

(2)“有利润”的销售量比最大的错售量对企业更为有利。

运用市场营销观念，小企业应该：

(1) 确定消费者的需求（市场调查）。

(2) 分析自身竞争优势（营销战略）。

(3) 准确选择目标市场（目标市场营销）。

(4) 确定如何满足目标市场的需求（市场营销组合）。

五、什么是市场调查

通过对当前消费者和潜在消费者的调查研究，可能会发现一些人们不满意但又比较容易解决的问题，或者发现一些比较容易提供的产品或服务。

市场调查还应了解影响销售和收益水平的一些发展趋势；及时关注并把握诸如人口迁移、法规调整、经济形势变化等问题，有助于企业及早发现问题和机会；还要监控竞争者的活，因为他们有可能进入或离开你所在的市场，及时了解竞争者的战略（他们是如何竞争的）是非常有用的。

六、什么是市场营销战略

市场营销战略包括：识别客户群体即目标市场（在这个市场中、小企业有可能比其他较大的竞争者做得更好），针对这一特定细分市场提供产品、制定价格、分销渠道、促销活动及服务（也即管理你的市场营销组合）。理想的战略应该是针对消费者并没有在当前市场中得到满足的需求，并且这些需求具有足够的规模和营利性。小企业不可能什么都做，也不可能面向所有的人。它必须在认真分析自己能力的基础上，集中力量在自己的目标市场上经营。

七、什么是目标市场营销

小企业可用于市场营销活动的资源是有限的。目标市场营销就是集中精力主攻一两个关键细分市场。

细分市场的方法是：

(1) 地理细分。为某一地理区域内的消费者服务（比如，一家社区商店只向其周围一公里半范围内的居民进行广告宣传）。

(2) 消费者细分：在试图吸引新的消费者之前，要明确哪些消费人群是最有可能接受这种产品的。

八、 什么是市场营销组合

市场营销组合用于描述下面四个问题如何被整合到一个完整的市场营销计划中的。

(1) 产品或服务，对小企业来说，有效的产品策略有：专注于一个较窄的产品线，开发一个高度专业的产品或服务，或者提供一个包含大量服务在内的“产品—服务包”。

(2) 价格，价格水平或者说定价策略（包括信用政策）是影响总收入的一个主要因素。一般来说。高价格意味着较低的销量，反之亦然。然而，小企业因为可以提供更多的人性化的服务，所以通常执行较高的商品价格。

(3) 地点/渠道。制造商和批发商必须决定如何分销他们的商品。对小的制造商来说一个比较可行的选择通常是利用已有的分销渠道或厂家代理分销产品。小零售商在选择经营地点时应该把成本和客流情况作为两个重要因素加以考虑。低成本和低客流量往往意味着花费更多的广告费用。产品或服务的特点也是选择经营地点时要考虑的重要方面。如果某商品的购买行为主要受临时刺激影响（如饮料和糖果），那么高客流和高可见性就非常重要。而对于某些产品，如果消费者愿意专门外出选购它们，则地点就没有那么重要。

(4) 促销，市场营销这个领域里的内容包括：广告、推销和其他促销活动。一般来说，小企业很少有能力做大量的广告宣传。因此，推销和其他促销活动对小企业来说是非常重要的。

九、 如何评估市场营销活动

制订了市场营销计划之后，经营者需要对其进行评估，还应该建立起一定的评估标准。行业数据和企业以往的表现都可以作为评估企业目前表现的参考、经营者至少应该每个季度对企业表现评估一次。

关键问题如下：

(1) 在消费者导向方面，企业是否已经做了能做的一切？

(2) 确信消费者的需要是否得到了满足？消费者离开时是否怀着愿意再次光临的心情？

(3) 消费者是否在有竞争性的价格水平下找到了他们想要的东西？

十、 如何分析消费者对产品或服务的接受情况

消费者购买产品或者服务的目的是自用而不是为了从中获取利润，他们购买任何产品或服务都是因为期望这些产品或服务能为其所用。

消费者购买产品或服务主要基于以下两条理由：

(1) 感性理由。自豪、社交成就、抱负、清洁、愉快、增加空闲时间。

(2) 理性需求。经久耐用、便宜，使用起来经济、便捷、高效、可靠。

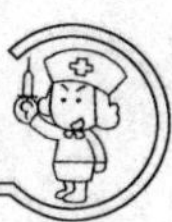

心理学家认为：消费者购买产品或服务，首先是为了满足其某种基本需要。这些基本需要包括食物、住所和衣物。满足最基本需求的个人购买行为受理性驱使，但钱多一点的人则会追求产品或服务的质量、数量和可靠性。

大多数消费者不承认他们购买产品或服务是为了满足情感方面的需要。然而，心理学家确信，虚荣绝对是一个感性的购买动机，这些动机看起来比其他动机似乎更为合理。只是人们认为自己是理性的个体，因此他们倾向于用合乎逻辑的方式解释他们的购买理由。要想成功地把一项产品或服务推向市场，就一定要弄清楚消费者购买你产品或服务的动机。

十一、影响消费者市场的因素有哪些

消费者市场是不断变化的。下面的许多因素在近几年的消费市场变化中都发挥着作用。

（1）人口的变化（诸如收入年龄分布的改变，包括整体购买力的增加和在奢侈品上的花费量的增加）。

（2）生活方式和生活态度方面的变化。

（3）妇女就业比例的增大。

（4）休闲时间的增加。

（5）更多的信用购物方式。

（6）白领人士和技术工人数量的增加。

（7）教育水平的全面提高。

（8）高通货膨胀率。

（9）技术变化（移动电话、互联网）。

创业者应该关注消费者的行为变化。创业者也许有必要的修改、完善其市场营销政策和程序。预测市场变化是一项重要但又非常困难的事情，必须把收集和分析市场信息作为一项经常性的工作。

第三节　企业选址

企业选址是关系小企业成败的重要因素，也是创业初期就涉及的几个问题之一。多数情况下，创业者都是就近寻找空闲的地方作为企业地点。创业者应该了解做出正确选址决策所需的信息和技能。应该强调，一个好的地理位置虽然只可以使一个普通企业生存下去，但一个糟糕的地理位置却可以使一个优秀的企业失败。

企业位置分析是一个贯穿企业生命周期全过程的事情。人口变化、消费者购买习惯变化、新的交通运输方式和社区扩展方向等因素，都决定着企业选址是否合适。企业选址要解决两个基本问题：

(1) 选择一个独特的地区。

(2) 在该地区选择一个独特的地点。

一、 企业位置的重要性

对于某些类型的企业来说，位置选择非常重要，像零售店和服务类企业，如服装店、干洗店等都要靠一定的客流量来生存。这类企业要想成功必须靠近它的顾客。

而对一些零售和服务类商店以及多数的批发类企业，地理位置在吸引客户方面却没有那么重要。如果出售的产品成本较高（如家具等），则可用产品的质量招揽顾客。某些服务类型企业，如会计公司、税务咨询公司等，即使是位于很偏僻的地方，仍然可以实现很高的营业额。因为消费者愿意花费时间去寻找这些企业的产品或服务。

制造类企业、建筑公司及其他的一些服务类企业，一般通过销售人员或广告寻找客户，不太在专用位置吸引消费者。这类企业在选址的时候，主要考虑的是成本、环境，以及原材料供应等问题。

经济、人口和竞争因素也是企业选址要考虑的重要因素，分析这方面的因素有助于了解把企业放在哪个城市更有发展前途。

二、 企业选址的一般因素

1. 经济因素

在决定把一个小企业开在哪个社区时，主要考虑社区经济方面的情况。为什么人们居住在这个社区？他们的生活水平如何？其他企业为什么要设在这里？要对社区做一下行业分析：这个社区50%的人集中在同一行业还是少数几个行业呢？这个社区只有几家企业还是有很多企业呢？该地区各行业兴旺吗？该区域的企业活动具有季节性特点吗？企业正在搬出或迁入吗？分析一下这些问题将会对你的企业产生哪些影响。

人们收入水平决定着对产品或服务的需求。创业者要收集有关所选地区人们收入的信息，包括：家庭平均收入是多少？收入水平如何（低、中、高）？就业/失业趋势如何？交通情况也是重要的经济因素。

经济因素决定了当地的购买力，即购买产品或服务的能力，通常可以由受雇用的人数、家庭总收入、银行存款、人均零售总额以及当地家庭的数量和总人口等指标来反映，这些数据一般与当地繁荣与否有关，很显然，企业主希望企业所在地区的人们对他们提供的产品或服务的购买能力不断增加。

2. 人口因素

创业者应该对可能成为其消费者的人群有所了解。比如，要开一家音像店，就要了解哪里青少年最多，因为这个群体购买光盘最多。其他人口问题还包括：人口稳定性怎么样？人口迁入迁出有规律吗？人口数量是上升还是下降？如果某地区人口增长迅速，很可能有较多的年轻家庭。选址时这些问题都要考虑。

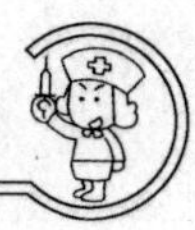

3. 竞争因素

收集竞争者的相关信息，对竞争者进行研究。要知道你有多少竞争者，他们究竟在哪里，还要知道过去两年内有多少跟你业务相似的企业开张和关闭了。对间接竞争者（产品或服务与你近似的企业）的情况也要做些研究。

有三种情况有利于开一家新企业：该地区内没有竞争者，竞争者的企业管理很糟，消费者对该产品需求正在增加。

竞争对手的存在有可能是件好事，有可能是坏事，这取决于企业依靠竞争对手繁荣起来还是被对手击败了。比如，位于大型购物中心的零售商店在有竞争对手的时候经营得相当出色，因为购物的人往往到处走动，比较各家商店，并购买产品，因为购物中心拥有大量的交易，所有零售商要的只是市场的一个“公正份额”。在一个健康的竞争环境下，销售产品或者一般商品的零售商以及并不依靠于当地市场的批发商或者制造商都能经营得相当不错，但是，也并非所有人都能做到这一点，比如，小型杂货批发商有可能会遭到对手的严重伤害。

同时，在评价竞争状况时，还必须考虑到企业主的能力，他是否工作勤奋，雄心壮志并且富有经验？如果是这样，那么他能够更为自如，地（相对于不具备这些特征的人而言）应对竞争。

4. 个人因素

企业主个人的价值观也是选择小企业场所时的重要因素之一，企业主希望选址在什么地方？小城镇还是大城市？喜欢靠近亲戚还是远离他们，喜欢暖的还是冷的气候条件等都会影响他选址的决策。

5. 地理因素

企业选址时所需考虑的第五个因素是地理因素。对于那些限制在某些地理范围内销售某种产品和服务的企业来说，这个因素尤为重要。比如，天然滑雪场只能位于经常下雪的地方，船舶维修店的场所必须考虑靠近水域。

这方面的另一个考虑因素是与市场的接近程度。有些产品必须位于它们被销售出去的地区，比如，砖块生产需要靠近市场，因为它们非常重，如果长途运输将是极其昂贵的。

还有一个重要的地理因素是劳动力的供应，有时候企业的场所是由能够找到足够的劳动力的地方确定的，如果具备特殊技能的人居住在北京、上海等地，那么选址也应考虑在这些地方。

6. 地方性法律和法规

小企业还必须仔细研究各种法规、法令和行为限制，企业的建设和经营经常会收到国家和当地的法律以及私人行为的约束，企业应该对他们的行为进行分析，以确定它们对企业的潜在影响。比如，当地法令和细分管制确定了企业可以经营的地点和条件。有关建筑、电、水管、防火、健康和其他方面的法律要求企业在建设和经营时必须符合特定的标准，从而保护公众的健康和安全。为了获得相应的资格，企业还需要得到各种授权和许可，此外，还必须获得销售和其他税务的许可。通常，新的小企业主还需要得到律师和承包人的建议和帮助，才能有效地处理这些事物。

所有企业还要考虑的基本因素有：租购期限或付款方式、停车场地和营运成本。除了这些基本因素之外，还有一些因素重要与否取决于企业的类型，如零售企业、制造类企业、批发类企业、服务类企业要考虑的因素都是不同的。

三、 与企业类型相关的选址因素

1. 零售类企业

对许多零售类企业而言，停车是否便利和道路交通情况是主要问题，但开在购物中心里的商店很少遇到这种问题。零售商店还要考虑周围店铺的业务类型。有研究表明，服装店就不合适设在加油站旁边。路过店铺的步行人数情况也是个重要因素。可以问问自己：路过这里的人是去公共车站还是去电影院？去看电影的人停下购买东西的可能性不是很大。

2. 批发类企业

批发商从制造商那里大批量购进商品，然后小批量地卖给零售商。批发类企业选择位置主要考虑两个问题：一个是要有良好的交通条件，像铁路、公路；另一个是要适当便利，如在建筑、设备、公共设施等方面。没有这些便利条件，批发类企业就很难处理大量的货物。有些地方对批发业务会有一些限制，要了解相关的规定。批发类企业也要尽可能地接近它的客户。

3. 服务类企业

服务类企业应尽可能靠近大型购物中心。像电视维修店、干洗店、牙科诊所、修鞋店或者是儿童看护等业务，就没有必要设在高租金地段。为了得到较好的服务，消费者情愿多花些时间多走点路。所以这类业务可以选择适当“偏僻”的位置。但在服务类型企业中，位置好坏也会有很大的差别。让干洗店靠近食品杂货店和药店可能是个不错的选择，较大的客流和便利条件有利于干洗店取得成功。但类似的位置却不一定适合牙科诊所。

4. 制造类企业

制造类企业的选址不同于零售、批发及服务类企业。开办制造类企业时，要考虑交通状况和距离材料的远近。其他要考虑的因素还有：离客户远近、设施情况及当地的规定等。在研究企业选址一般性和特殊性因素的时候，既要考虑企业目前的需要，也要考虑将来的需要。

四、 选择位置的程序

建议参考以下企业选址程序：

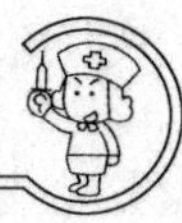

(1) 把你认为“必要”的条件列出来。同时列出你希望的但并非必须的条件

(2) 找出一定区域内符合你所列条件的所有位置

(3) 实地考察这些地方，根据初步印象剔除不合要求的选项，选择二、三处比较合适的

(4) 对剩下的几处再次进行考察，并一一对照事先列出的条件。要特别注意那些关系生意或成败的关键因素

(5) 每个地方白天，晚上多去几次，以便进一步了解其是否合适

(6) 做客流情况统计。计算每个地点每天各时段通过的人流、车流情况，以便推算潜在消费者数量

(7) 向有经验的人士和该地区的生意人征询意见

(8) 综合分析收集数据的各种信息和意见，做出企业选址决定

五、选址在企业孵化器中

近几年，企业孵化器（business incubator）在全国的很多地方都得到了发展。虽然企业孵化器的定义有很多，但基本一致的看法是：企业孵化器是指具有足够的空间，小企业可以以更低的租金灵活租用的地方。在企业孵化器中可以共享各种支持性的服务（财务方面、管理方面、技术方面和经营方面等），这取决于承租人需求的规模和需求的性质。绝大多数孵化器对小企业可以承租的时间进行了限制，一般为 2～5 年。公众、传媒和金融界都为孵化器提供了很多支持。特别是，新企业在同一屋檐下共同定位，较低的租金和共享现场服务增加了创业成功的机会，也促进了当地经济的发展。

第四节 企业法律形式

在市场经济条件下，企业是法律上和经济上独立的经济实体。任何一个企业都要依法建立。投资人在创建一个企业时，都面临企业的法律形式选择问题。企业的法律形式分为 3 种：个人独资企业、合伙企业、公司制企业。

创业者新创办的企业一般都是小型企业，从工商部门的统计数据来看，个体工商户、个人独资企业、合伙企业、有限责任公司四种法律形式是我国当前创办企业最常见的企业法律形式。对于大学生创业，登记注册的企业法律形式基本上也是以上四种。

一、个体工商户

公民在法律允许的范围内，依法经核准登记，从事工商业活动的为个体工商户。

个体工商户的字号名称在申请登记管辖机关范围内同一行业中不得重名。个体工商户的字号名称一般应体现所属行业，字号名称前冠以区县地点，直接冠市名的须经市级工商行政管理部门核准后方可使用。

个体工商户可以个人经营，也可以家庭经营。个人经营的，以个人全部财产承担民事责任；家庭经营的，以家庭全部财产承担民事责任。除以上形式外，个体工商户也可以个人合伙形式经营，即由两个以上公民自愿组成，共同出资，共同劳动经营，但从业人数不得超过 8 人。

二、 个人独资企业

个人独资企业是指依照《个人独资企业法》，在中国境内设立，由一个自然人投资，财产为投资人个人所有，投资人以其个人财产对企业债务承担无限责任的经营实体。

1. 个人独资企业设立的条件

（1）投资人为一个自然人，而且只能是中国公民。

（2）有合法的企业名称。个人独资企业不能使用“有限”“有限责任”“公司”字样。个人独资企业的名称可以是厂、店、部、中心、工作室等。

（3）有投资人申报的出资。设立个人独资企业，投资人可以用货币出资，也可以用实物、土地使用权、知识产权或其他财产权利出资。以家庭共同财产作为个人出资的，投资人应当设立登记申请书予以说明。

（4）有固定的生产经营场所和必要的生产经营条件。

（5）有必要的从业人员。

2. 个人独资企业的法律特征

（1）在组织结构形式上，个人独资企业是由个人创办的独资企业，其投资者是一个自然人。国家机关、国家授权投资机构或国家授权的部门、企业、事业单位等都不能作为个人独资企业的设立人。

（2）在责任形态上，投资者个人以其个人财产对企业债务承担无限责任。投资人若以家庭共同财产作为个人投资的，以家庭共有财产对企业债务承担无限责任。这是个人独资企业区别于有限责任公司和股份有限公司等企业形式的基本特征。

（3）从性质上看，个人独资企业是非法人企业。个人独资企业没有独立的资产，企业的财产就是投资人的财产，企业的责任就是投资人的责任。因此，个人独资企业无独立承担民事责任的能力。个人独资企业虽然不具备法人资格，但是独立民事的主体，能够以自己的名义从事民事活动。

3. 个人独资企业的经营方式

是指经登记机关核准登记的个人独资企业经营活动所采用的方式或方法。一般有：自产自销、代购代销、来料加工、来样加工、来件装配、零售、批发、批零兼营、客运服务、货运服务、代客储运、装卸、修理服务、咨询服务等。代理销售、连锁经营是新产生的经营方式。国家允许个体工商户和私营企业采取的经营方式，个人独资企业均可以采用。

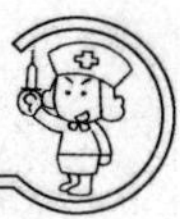

4. 个人独资企业可以从事的业务行业

个人独资企业是私营企业，凡是个体工商户和私营企业可以从事的行业，个人独资企业均可从事；凡是国家禁止个体工商户和私营企业从事的行业、经营的商品，个人独资企业也不得从事和经营。个体工商户和私营可以从事的行业有工业、商业、交通运输业、建筑业、饮食服务业、修理业、科技咨询以及文化娱乐业等，个人独资企业也可以从事这些行业。国家有关法律、行政法规规定，个体工商户和私营企业不得从事下列行业：军工业、邮电通讯业、铁路运输业、金融保险业等，个人独资企业也不可以从事这些行业。

5. 个人独资企业对投资人的限制

根据《个人独资企业法》规定，法官、检察官、警察、公务员、现役军人不能作为个人独资企业投资人。

6. 个人独资企业对投资人出资的规定

个人独资企业是无限责任形式的企业，企业投资人不仅要以其出资对企业承担责任，还要以个人的其他财产承担无限责任。《个人独资企业法》规定，设立个人独资企业应当有投资人申报的出资即可。个人独资企业的出资额由投资人自愿申报，投资人不必向登记机关出具验资证明，登记机关也不审核投资人的出资是否实际缴付。个人独资企业投资人应当在申请设立时明确是以个人财产出资还是以其家庭财产作为个人出资。

三、合伙企业

合伙企业是指依照《中华人民共和国合伙企业法》在中国境内设立的，由各合伙人订立合伙协议，共同出资、合伙经营、共享收益、共担风险，并对合伙企业债务承担无限连带责任的营利性组织。

合伙企业是一种古老而富有生命力的共同经营方式，它以自身的特点和优势大量存在于世界许多国家的诸多行业之中，有许多国际知名的大企业在创业阶段甚至已经成长为大规模企业后都采用了合伙企业的组织形式。

1. 合伙企业的主要特征

（1）合伙企业以合伙协议为成立的法律基础。合伙协议是调整合伙关系、规范合伙人相互权利义务、处理合伙纠纷的基本法律依据，对全体合伙人具有约束力，是合伙得以成立的法律基础。

（2）合伙企业须由全体合伙人共同出资，合伙经营。出资是合伙人的基本义务，也是其取得合伙人资格的前提条件。合伙人必须合伙参与经营活动，从事具有经济利益的营业行为。

（3）合伙人共负盈亏，共担风险，对外承担无限连带责任。合伙人既可以按其对合伙企业的出资比例分享合伙盈利，也可按合伙人其他办法来分配合伙盈利。当合伙企业财产不足以清偿合伙债务时，合伙人还需要以其他个人财产清偿债务，即承担无限责任，而且任何一个合伙人都有义务清偿全部合伙债务，即承担连带责任。

(4) 合伙制企业的数量不如个人独资企业和公司制企业多，一般在广告、商标、咨询、会计师事务所、律师事务所、股票经纪人、零售商业等行业较为常见。

2. 合伙企业的设立条件

(1) 有两个以上的合伙人，并且都是依法承担无限责任者。人数上限没有限定。合伙人只能是自然人，不能是法人。

(2) 有书面合伙协议。合伙协议应当载明的事项有：合伙企业的名称和主要经营场所的地点；合伙目的及合伙企业的经营范围；合伙人的姓名及其住所；合伙人出资的方式、数额和缴付出资的期限；合伙企业的解散与清算；违约责任。

(3) 有各合伙人实际缴付的出资。可以是货币、实物、土地使用权、知识产权或其他财产权利出资，甚至可以用劳务出资。对出资的评估作价可以由合伙人协商确定，无须验资。

(4) 有合伙企业名称。合伙企业在其名称中不得使用“有限”或者“有限责任”字样。

(5) 有经营场所和从事合伙经营的必要条件。

四、有限责任公司

有限责任公司是指股东以其出资额为限对公司承担责任，公司以其全部资产对公司的债务承担责任的法人企业。

股份有限公司由于注册资本要求较高，且需经省级政府部门的批准，不为一般的创业者所采用。合伙或个人独资公司因创业者须承担无限责任，选择这两种企业形式的也较少。有限责任公司内部的法律关系界定得比较清楚，规范起来也相对容易，企业以注册资本对外承担责任，投资者不负连带责任。因此，有限责任公司是绝大多数创业者所乐于采用的组织形式。表 7-1 列出了几种不同形式的公司间的对比，供参考。

表 7-1　几种不同形式的公司

内容	有限责任公司	合伙企业	个人独资企业
法律依据	公司法	合伙企业法	个人独资企业法
法律基础	公司章程	合伙协议	非法人经营主体
法律地位	企业法人	非法人营利性组织	非法人经营主体
责任形式	有限责任	无限连带责任	无限责任
投资者	无特别要求，自然人皆可	完全民事行为能力的自然人，法律、行政法规禁止从事盈利活动的人除外	完全民事行为能力的自然人，法律、行政法规禁止从事盈利活动的人除外

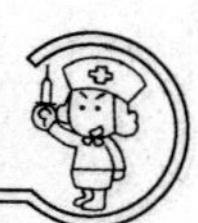

（续表）

内容	有限责任公司	合伙企业	个人独资企业
注册资本	最低三万元，一人有限责任公司最低十万元	协议约定	投资者申报
出资方式	法定：货币、实物、工业产权、非专利技术、土地使用权	约定：货币、实物、土地使用权、知识产权或其他财产权利、劳务	投资者申报
出资评估	必须委托评估机构	可协商确定或评估	投资者决定
财产权性质	法人财产权	合伙人共同共有	投资者个人所有
出资转让	股东过半数同意	一致同意	可继承
经营主体	股东不一定参加经营	合伙人共同经营	投资者或其委托人
事务决定权	股东会	全体合伙人或从约定	投资者个人
事务执行	公司机关、一般股东无权代表	合伙人权利同等	投资者或其委托人
利亏分担	投资比例	约定，未约定则均分	投资者个人
解散程序	注销并公告	注销	注销
解散后义务	无	五年内承担责任	五年内承担责任

有限责任公司的组织机构要素有以下几个。

1. 股东会

有限责任公司股东会由全体股东组成，股东会是公司的权力机构。

股东会行使下列职权：决定公司的经营方针和投资计划；选举和更换董事、决定有关董事的报酬事项；选举和更换由股东代表出任的监事，决定有关监事的报酬事项；审议批准董事会的报告；审议批准监事会或监事的报告；审议批准公司的年度财务预算方案、决算方案；审议批准公司的利润分配方案和弥补亏损方案；对公司增加或减少注册资本做出决议；对发行公司债券做出决议；对公司向股东以外的人转让出资做出决议；对公司合并、分立、变更公司形式、解散和清算等事项做出决议；修改公司章程。

2. 董事会

有限责任公司设立董事会。董事会是股东会的执行机构，由 3～13 名董事组成。董事会设董事长 1 人，可以设副董事长 1～2 人，董事长为公司的法定代表人。股东人数较少和公司规模较小的有限责任公司可以只设一名执行董事，不设董事会。

股东会会议由董事会召集，董事长主持，董事长因特殊原因不能履行职务时，由董事长指定的副董事长或其他董事主持。

董事会对股东会负责，行使下列职权：负责召集股东会，并向股东会报告工作；执行股东会的决议；决定公司的经营计划和投资方案；制订公司的年度财务预算方案、决算方案；制订公司的利润分配方案和弥补亏损方案；制订公司增加或减少注册资本的方案；拟订公司合并、分立、变更公司形式、解散的方案；决定公司内部管理机构的设置；聘任或解聘公司经理（总经理）；根据经理的提名，聘任或解聘公司的副经理、财务负责人，决定其报酬事项；制定公司的基本管理制度。

3. 监事会

有限责任公司经营规模较大的，可以设立监事会，其成员不得少于 3 人。监事会应在其组成人员中推选 1 名召集人。

监事会由股东代表和适当比例的公司职工代表组成，具体比例由公司章程规定。监事会中的职工代表由公司职工民主选举产生。有限责任公司股东人数较少和规模较小的，可以设 1～2 名监事。

董事、经理及财务负责人不得兼任监事。

监事会或监事行使下列职权：检查公司财务；对董事、经理执行公司职务时违反法律、法规或公司章程的行为进行监督；当董事和经理的行为损害公司的利益时，要求董事和经理予以纠正；提议召开临时股东会；公司章程规定的其他职权。

4. 经理

有限责任公司设经理，由董事会聘任或解聘。

经理对董事会负责，行使下列职权：主持公司的生产经营管理工作，组织实施董事会决议；组织实施公司年度经营计划和投资方案；拟订公司内部管理机构设置方案；拟订公司的基本管理制度；制定公司的具体规章；提请聘任或解聘公司副经理、财务负责人；聘任或解聘除应由董事会聘任或解聘以外的管理人员；公司章程和董事会授予的其他职权。经理列席董事会会议。

第五节　企业注册流程

一般公司注册流程。

一、核名

企业名称查询。

申办人提供法人和股东的身份证复印件（或身份证上姓名即可）。

申办人提供公司名称 2～10 个，写明经营范围，出资比例（据工商规定：字数应在 60 个内）。

例：北京（地区名）＋某某（企业名）＋贸易（行业名）＋有限公司（类型）。备

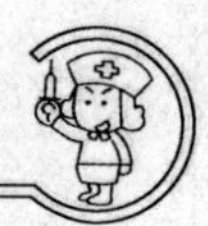

注：行业名要规范。

由各行政区工商局统一提交到北京市工商行政管理局查名。

（注册公司第一步，即查名，通过市工商行政管理局进行公司名称注册申请，由工商行政管理局三名工商查名科注册官进行综合审定，给予注册核准，并发放盖有市工商行政管理局名称登记专用章的“企业名称预先核准通知书”）

二、提供证件

新注册公司申办人提供一个法人和全体股东的身份证各一份。

相关行政机关如有新规定，由相关部门和申办人按照国家规定相互配合完成。

三、审批

经营范围中有需特种许可经营项目，报送审批。

如有特殊经营许可项目还需相关部门报审盖章，特种行业，许可证办理，根据行业情况及相应部门规定不同，分别分为前置审批和后置审批。（特种许可项目涉及卫防、消防、治安、环保、科委等）

四、刻章

企业办理工商注册登记过程中，需要使用图章，因此由公安部门刻出：公章、财务章、法人章、全体股东章、公司名称章等。

五、验资

即按照《公司法》规定，企业投资者需按照各自的出资比例，提供相关注册资金的证明，通过审计部门进行审计并出具“验资报告”。

六、申领营业执照

工商局经过企业提交材料进行审查，确定符合企业登记申请，经工商行政管理局核定，即发放工商企业营业执照，并公告企业成立。

七、代码证

公司必须申办组织机构代码证，企业提出申请，通过审定，由中华人民共和国国家质量监督检验检疫总局签章。

八、税务登记证

办理税务应提供的材料：

经营场所租房协议复印件；所租房屋的房产证复印件；固定电话；通信地址。

如新公司需领取增值税发票的还应准备以下材料：

（1）经营场所的租房合同复印件一份。

（2）经营场所的产权证复印件一份。

（3）租金发票复印件一份。

如企业投资人，在自有房产内办公的（法人或股东自有产权内办公），只需提供自有房产的产权证复印件即可，（1）、（2）、（3）不必提供。

（4）财务人员会计上岗证复印件一份。

（5）财务人员身份证复印件一份。

如企业无财务人员，由开发区的会计进行财税服务的，（四）、（五）不必提供，由开发区代理记账财务人员自行提供。

（6）企业法人照片一张。

（7）另需企业购买发票人员照片一张，身份证复印件一份，办理发票准购证件。

九、银行开户

企业设立基本账户应提供给银行的材料：

在开设银行基本账户时，可根据自己的具体情况选择银行。

（1）营业执照正本原件、并复印件3张。

（2）组织机构代码证正本原件，并复印件3张。

（3）公司公章、法人章、财务专用章。

（4）法人身份证原件，并复印件3张。

（5）国、地税务登记证正本原件，并各复印件3张。

（6）企业撤销原开户行的开户许可证、撤销账户结算清单、账户管理卡。

一般一个星期后可到开户行领取基本账户管理卡。

备注：企业有销户凭证的，应在开户时一并交于银行；如非企业法人亲自办理还需代理人的身份证原件。

备注：以上材料为通常银行所需，如果开户银行有新要求或新规定企业应以银行为准！

十、发票购用簿

由企业向所在税务局申请，领取由上海市国家税务局和上海市地方税务局共同监制的发票购用印制簿，企业申领发票时，必须向税务机关出具发票购用印制簿。

十一、开设纳税专户

（1）公章、法人章、财务专用章。

（2）法人身份证复印件。

（3）基本账户管理卡。

（4）填写纳税专户材料。

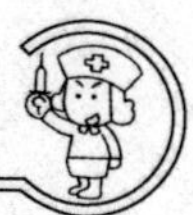

十二、购买发票

（1）发票购用簿及填写发票申请报批表。

（2）办税人员（一般为财务人员或企业法人、职员等）的身份证、证件照 2 张、办理发票准购证。

带好公章、法人章、发票专用章、税务登记证原件。办税人员本人和公司财务负责人员同去税务部门，第一次领发票需法人签字，即需要法人同去税务部门。

十三、正式经营

全部注册公司事宜结束，企业进入正常经营阶段。

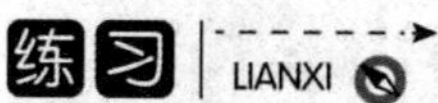

组建企业

张国林在一个小村里已经住了十年。村子位于一个水库附近，有 275 人。水库里的渔业资源很丰富。村里有一条老路，坑坑洼洼春夏雨季，有些地方根本没法走。不过这里正在修一条新路，再有四个月就可以完工了。

新路完工后，旅游者驾车来这里很方便。这里良好的垂钓环境很有吸引力。张国林计划开一家旅游用品商店。

张国林认真分析了他所可能采用的各种企业形式的优缺点，认为独资的方式比较好。他喜欢自己做老板。他存有 3 0000 块钱，还能够借一些，总之，他有足够的资金开一家店。

他同时又觉得合伙企业也不错，一两个合伙人的加入可以使他们有更多的钱开一家更大一些的店。另一种选择是开个有限责任公司，并出售一部分股份。这样的话，筹到的资金会更多，用不着再操心还银行贷款，也会有钱做广告。张国林把这个想法告诉了村里的许多人，想看看大家是否有兴趣开一个有限责任公司。结果，村里的大部分人都非常感兴趣，看样子能筹集到的资金多于一家个体或合伙制企业。如果公司盈利，村子里的许多人也将会从中受益。

讨论

（1）如果你是张国林，你会选择哪种企业形式？

（2）要想做出一个较好的企业形式决策，张国林还需要了解什么信息？

创业案例 CHUANGYEANLI

医学博士卖房创业　研制抗癌新药

我国生物医药行业虽然起步晚，但发展空间很大，目前国内以仿制药居多，但要形成核心竞争力，研发出一类新药才是制胜关键。一类新药的开发，虽说周期较长，投资较大，但如果成功，回报率可达上万倍。

多年寒窗苦读学医，一直读到“博士后”。他没有选择稳定的医生职业或科研工作，而是踏上了充满未知和挑战的漫漫创业路。他就是张翼冠，四川新帆语生物医药科技有限公司（以下简称新帆语）研发总监。目前，公司研发的自身免疫性疾病及细胞保护药物 UTL－5b，已完成一般毒理实验及药效学实验，未出现明显不良反应。该药将有望减轻因放化疗造成的肝肾损伤、造血机制伤害和脱发等毒副作用，并对自身免疫性疾病有较好的疗效。创业两年来，公司已申报 5 项专利。

新帆语近期项目研发，分别获得四川省科技厅科技支撑计划、成都高层次创新创业人才计划及成都生物医药产业推进办公室等多项资助。在研项目 UTL－5b 预计明年年底开始临床试验，若成功研制，将对国内小分子免疫调节及细胞保护领域用药有特别意义。

辞去公职　成都卖房创业

2007 年，张翼冠从第三军医大学药学院药物研究所博士毕业后，不久在该校预防医学院开始了毒理学博士后研究工作，之后在美国 karmanos 癌症研究所、美国亨利福特医院从事新药研究。多学科、背景研究经历，为他拓展了视野。他得以站在更高的平台看待创新药物发展。

2008 年，张翼冠进入四川省一家药理毒理研究所工作。不安于稳定的工作，不断寻求挑战的个性，让他萌生出创办一家研发型企业的梦想。

辞去研究所工作，考察多个城市后，他将目标定在了成都。为筹集启动资金，他毅然将在成都的两套房子卖出而租房住，凑出百余万元。而后，又征得了多位同学、朋友的入股支持。

与此同时，成都高新区创新中心工作人员听到他创业的想法后，大为支持。为其寻找办公地点，按照扶持政策，给予 30 万元的创新启动资金及办公场地租金补贴。“他们的热忱，对我们的鼓励非常大。”

创业两年　已申报 5 项专利

自身免疫性疾病及细胞保护药物 UTL-5b 为新帆语主导项目之一。目前，UTL-5b 的研发已完成一般毒理实验，未出现明显不良反应。正在进行临床前安全性评价，“通过临床前评价的概率在 80%。”张翼冠表示，UTL-5b 在美国预计 2014 年年底进行临床试验，“预期 5～6 年内，取得一类新药证书，上市后潜在市场将超过 10 亿美元。”

据了解，新帆语公司目前在研项目（一类新药）4 个，分别涉及肿瘤放化疗细胞保护、抗癌、抗风湿免疫等领域。创业两年来，已申报 5 项专利。

另外，公司在雅安国家农业科技园，新成立了四川峻鹤生物医药科技有限公司。“公司将仿制药及天然药物列为新帆语短中期规划，发展一类新药作为公司的长期规划，做到生存与发展的统一。”

继 2011 年 11 月与第三军医大学药学院签订战略合作协议后，新帆语又与美国 21 世纪制药公司于 2012 年 5 月签订战略合作协议，项目开发在中美两地同时进行。

投入 30 万　享用 2 000 万的设备

经过一系列的筹备，2012 年 1 月，新帆语生物医药科技有限公司正式注册成立运营。医药创新企业投入大，回报周期长，张翼冠介绍，截至目前，新帆语公司已先后投入 1 500 万元资金。但令张翼冠及其团队感到自信的是，公司在与多家国内外知名研究院所合作、掌握先进动态和时新科技的同时，自身研发实力正逐步加强，而这正是创新型企业的灵魂。

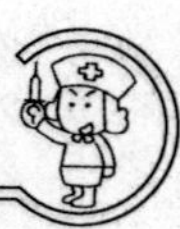

作为初创企业如何整合到尖端人才、技术资源？在创业想法刚萌芽的时候，张翼冠首先想到了母校——第三军医大学。

“我国生物医药行业虽然新起步，但发展空间很大，目前国内以仿制药居多，但要形成核心竞争力，研发出一类新药这样的拳头产品才是制胜关键。”张翼冠曾经的博士生导师、第三军医大学药物研究所所长李晓辉表示，“一类新药的开发，虽说周期较长，投资较大，但如果成功，回报率可达上万倍。”而第三军医大学药学院及药物研究所对新帆语给予支持的另外一个原因，便是缘于支持学生创业的教学理念，“他们在外搏击风浪，我们就作为他们停靠的港湾和后盾。”

最终，新帆语与第三军医大学药学院签订了战略合作协议，第三军医大学药学院为新帆语提供人才、技术及研发平台支持，新帆语则为双方项目协作提供经费及市场支持。“进行国家一类新药开发费用是惊人的，我们每年只需要付出 30 万元的经费，就能享用第三军医大学药学院 2 000 多万元的设备，还有人才、技术上的支持。”张翼冠对于母校给予的支持心存感激。

“世界 500 强久经沙场，把他们的体会告诉我们，为我们提供借鉴意义，是用再多钱也买不到的。”对于 2013 年成都财富全球论坛，张翼冠充满了期待。

课后练习 KEHOULIANXI

一、填空题

(1) 企业向市场提供________，实行自主经营、自负盈亏、独立核算的法人或其他社会经济组织。

(2) 消费者购买产品或者服务的目的是________而不是为了从中获取________。

(3) ________、________、________、有限责任公司四种法律形式是我国当前创办企业最常见的企业法律形式。

二、选择题

1. 单项选择

(1) 企业营业执照的颁发部门是（　　）。

A. 人民法院　　B. 工商行政管理部门

C. 街道办事处　　D. 税务部门

(2) 下列四种组织形式中，（　　）不属于小企业法定的形式。

A. 合伙企业　　B. 公司制企业

C. 集体企业　　D. 个人独资企业

(3) 企业在开立银行账户时，以下哪些账户的开立不须经中国人民银行核准（　　）。

A. 基本存款账户　　B. 一般存款账户

C. 临时存款账户　　D. 预算单位开立专用存款账户

(4) 公司设立行为的性质为（　　）。

A. 合伙契约　　B. 共同行为　　C. 行政行为　　D. 单独行为

(5) 快速消费品、工业原材料选择和某些特定服务地址主要先考虑哪方面的因素？(　　)

A. 经济因素　　B. 人口因素　　C. 个人因素　　D. 地理因素

2. 多项选择

(1) 我国公司规定，以下受公司章程约束的有：(　　)

A. 公司全体股东

B. 公司的监事

C. 公司独立董事

D. 公司本身

(2) 一个企业规模的大小只有在与其他企业的规模相比较时才能确定，这就是相对性原则。通常用来比较的内容包括：(　　)

A. 地域　　B. 体制　　C. 时间　　D. 行业

(3) 下列企业发展评价指标中，(　　) 在小企业发展过程中呈较快增加的趋势。

A. 员工数量　　B. 销售额

C. 资产规模　　D. 进入障碍

E. 竞争能力

(4) 一个创业者应该具备 (　　)。

A. 创新能力　　B. 专业知识

C. 知识背景　　D. 心理承受能力

(5) 小冉投资 10 万元，想创立一家个人独资企业，他的公司名不能叫 (　　)。

A. 冉冉有限责任公司　　B. 冉冉科技公司

C. 冉冉有限集团　　D. 冉冉食品厂

三、名词解释

(1) 企业

(2) 市场营销

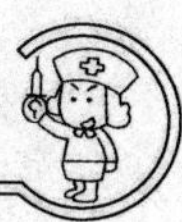

四、简答题

（1）零售类企业、批发类企业、服务类企业它们的选址考虑的因素是什么？

（2）个体工商户和个人独资企业区别在于什么？

学习笔记 XUEXIBIJI

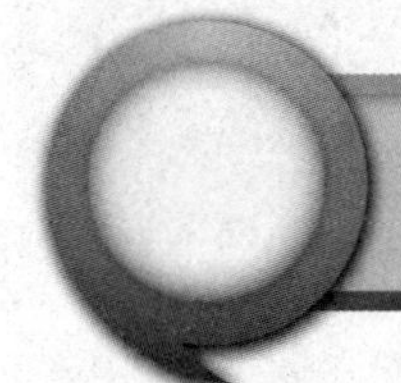

第八章　新创企业生存管理

章节学习重点　ZHANGJIEXUEXIXHONGDIAN

（1）企业员工的招聘和管理。

（2）企业时间管理的技巧。

（3）企业的销售管理。

学习目标　XUEXIMUBIAO

学习完本章，学生应该能够理解选择和管理员工的重要性，并初步了解作为创业者应该如何招聘和管理企业员工，同时了解企业时间管理的技巧，初步理解如何做好企业的销售管理。

达标标准　DABIAOBIAOZHUN

（1）能够罗列企业员工的招聘和管理办法。

（2）能够陈述企业时间管理的技巧。

（3）面对一个创业项目，能够初步制订一份销售管理方案。

第一节　新员工的招聘与定岗

一、招聘程序

招聘新员工对应聘者和创业者来说都相当重要。它既可能是一种互利关系的开始，也可能是一系列错误的开端。

影响员工流转的两个主要因素是招聘和选择程序。为了减少员工流失，创业者有必要发布招聘广告、处理应聘者的申请材料、举行面试、选择新员工并为他们配置工作。

1. 潜在的员工来源

（1）企业内部提拔。

（2）招聘广告。

（3）就业中介。

（4）教育机构。

（5）以前的员工推荐。

（6）在职员工推荐。

2. 选择员工的程序

（1）接收申请材料。

（2）面试。

（3）核实应聘者的相关信息。

（4）应聘者的技能测试。

二、定岗程序

按照惯例，新员工到来的第一天应该带他们参观企业。在这期间，应该把新员工介绍给在职的其他员工，让新员工了解企业的整体运行情况，明确地要求新员工适应企业的经营环境并融入企业当中。这项工作并不需要花很多精力，但却十分有用。从长远来看，这项工作省时省钱。

最重要的是，要让新员工从进入企业的第一天开始就能找到自己的恰当位置。正确定岗非常有助于提高员工的工作效率，并且有助于长期留住优秀员工。

1. 员工定岗的四个基本原则

（1）定人：确定需要定岗的员工。

（2）定事：明确必须完成的工作任务。

（3）试用：让员工在监督下进行尝试。

（4）转正：让合格者继续工作下去。

2. 给新员工定岗准备工作的六个要素

（1）落实工作：让新员工了解他们所要从事的工作。

（2）进行监督：让在职员工对新员工进行辅导和监督。

（3）设计障碍：设计简单的工作障碍。

（4）确定时间：制定新员工培训时间表。

（5）划定范围：划定工作范围。

（6）绩效评估：每天对新员工工作绩效进行评估。

三、员工的考虑

（1）薪酬计划：对员工来说，工资是决定他们工作的一个重要因素。他们希望所得报

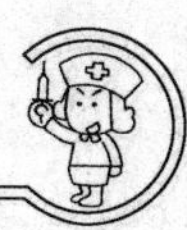

酬能够反映出他们贡献给企业的各种技能以及所付出的辛勤劳动。如果创业者想要吸引并留住优秀员工，那么，他们就必须认真考虑在别的企业从事相同工作的员工报酬如何。

(2) 额外福利。在所有额外福利中，病休和假期是员工们最为看重的。创业者应该设计一整套包括各种额外福利的方案。

(3) 人际关系。高工资报酬和优厚的福利待遇并不一定能够使员工们感到快乐。工作满意对他们来说更加重要。创业者有责任为员工提供最好的工作环境，并且要确保员工与企业之间总是能够畅通无阻的进行双向交流。

(4) 工作条件。良好的工作条件与员工的健康、舒适和安全一样都应该是创业者真正关心的事情。一个好的工作环境不仅可以防止发生意外事故，而且非常有助于提高员工的工作效率。工作场所必须通风良好、冷热适度，光照充足，还必须安装卫生和安全设施。在任何一家企业的健康和安全计划中，急救药箱和急救电话号码都是必不可少的。

案例 ANLI

邹凯运营维修站已经20年了。20年来，他事无巨细，事必躬亲。抽燃油，修发动机，装轮胎，开拖车，记账，扫地……

邹凯是一个与人为善的好人。他工作勤奋，待人诚恳，顾客口碑非常好。经过多年的经营，他的维修站已经具有一定规模，而且生意一直十分红火。现在，他觉得再也不能这样事事亲历亲为了。他决定雇一个帮手。对他来说，下这个决心并不容易。这些年来，他已经习惯于独闯天下了。在他的维修站附近，有好几家小企业，它们都曾经招聘过帮手，但却少有称心如意者。这其中的酸甜苦辣邹凯都一清二楚。不过，邹凯想，如果他采用正确的方法来招聘员工，未必会发生别的企业那样的倒霉事。他的想法是这样的：

我实际上面临的是两个问题：一是寻找合适的工人，再就是把经过培训的熟练工人留住。好员工很容易流失。一旦我把招聘来的新人培训好了，别的创业者很可能会把他们挖走。要找到合适的工人，我应该做好下面几件事情：

(1) 理清楚什么工作是我想让我的帮手去做的，什么工作是我想留给自己做的。

(2) 记下新员工必须做的每一项工作。我得把工作中的每一个细节交代清楚，这样我的帮手就能够准确地理解我希望他（她）做什么了。

(3) 搞清楚我要找的是什么类型的工人。我不想让每个人都觉得他能够胜任这份工作。我的企业对我来说非常重要。我希望的帮手不仅熟练维修站的各项业务，而且知道如何为顾客服务，让顾客高兴而来，满意而归。

(4) 做完上面这些事情之后，我将起草一份招聘广告，并把我需要帮手的消息发布出去。

(5) 我不仅要把广告贴遍整个村镇，而且要贴到附近的村镇上去。这样，求职的人越多，我选择的余地就越大，因而越有机会找到我所需要的合适人选。

下面就是邹凯写好的广告：

好消息：招聘维修站帮工
应聘条件：
1. 为人正派、诚实可靠；
2. 年龄在 20 岁以上，45 岁以下；
3. 具有维修站工作经验者优先。
有意者可以写信或打电话给本镇东山路邹凯维修站。
电话：9876543
邮件地址：104005758
通信地址：杭州市平安镇东山路 8 号邹凯维修站　邹凯（收）　邮编　31000

(5) 如果有人前来应聘，我将做如下处理：

①我将认真阅读每一份求职信。如果求职信写得很棒，我就安排面试应聘者。

②我将面试每一位到维修站求职的人。为了慎重起见，我将会问很多问题。

③如果我觉得某个人合适，我将会找几个顾客让他试一试，看看他服务得好不好。比如，给车子上润滑油，换换机油，开一开拖车，等等。许多人都会向你夸耀说干某件事他不费吹灰之力，但真让他去试一试看，却未必如此。这样做也可以为我提供一个机会，看看培训一名员工需要花多大工夫。我不在意培训别人，但是，如果要让我花一年时间来做这件事，我却受不了。

(6) 根据应聘者的资格和能力与其所要从事的工作的匹配程度，我将挑选出适合的人选，并将他的情况一一调查核实。他必须告诉我他以前在哪里工作，他来自何地，谁对他最了解。以前我曾经目睹过一些企业主被骗的事情。那些初看起来确实不错的人被企业聘用后却带来了一大堆麻烦。我得先查一查应聘者的工作经历，看看那些了解他的人（特别是最近雇过他的老板）是不是会说出一些关于他的缺点和问题。我还要亲自去拜访那些最近雇用过他的老板，因为许多老板并不想在电话里或信件中谈论别人的私事。

(7) 最后，我将选出胜任这份工作的最佳人选。我不会把残疾人排挤在外，只要他的残疾程度不至于妨碍工作。我只需要一名帮手，因此，我会把工作交给我认为干得最出色的那个人。我将按工时支付一份很丰厚的薪水。如果应聘者要求增加合理的报酬，我也可以满足他。有的老板根据帮工给汽车上润滑油或加汽油的多少，每一辆车给一份奖金提成。我认为这种做法不妥，因为雇来的帮工会为了多拿提成而强迫顾客给车加油，这样一来，很多顾客就会被吓跑。

(8) 如果我能找到一个确实很棒的帮手，我要确保他从工作中感到快乐。我想，如果我是一个好老板，这个帮手就会留下来老老实实地给我干活。在我的心目中，一个好老板应该是这样的：

①理解员工。

②不要紧紧跟在员工身边，对他们不放心。

③善于授权，让员工承担某些责任。

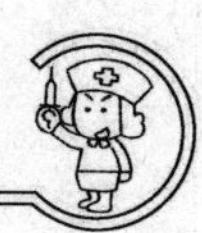

④时常和员工交流和沟通。

⑤是一个好的倾听者。

⑥办事公道，当员工干得很出色时能够给予奖励。

我相信，如果我能够按照一个好老板的要求去做，我就能找到我所需要的好员工。

思考题

(1) 邹凯招聘员工的具体步骤是什么？请逐一列出并加以讨论。

(2) 你同意邹凯关于一个好老板的看法吗？

(3) 你是否认为管理员工的能力是创业者必须具备的一项重要技能？

(4)“人事管理”一词的含义是什么？

第二节　时间管理技巧

时间管理可以与更好的工作习惯相提并论。最佳时间利用意味着在给定时间内获得了最大产出。接下来介绍几种如何利用好时间的方法。

一、确定每天必须完成的具体任务

你必须了解每天想要完成的事情。到达办公室之前，或开始工作之前，你要根据各项工作的重要程度按顺序一项一项列出来。然后，把其他工作先放在一边，从最重要的那项工作开始做，直到你完成为止。不要让外界的干扰妨碍你的工作。主要任务需要全心投入，在任务没有完成之前，你不能停下来。要排除干扰、避免分心。你要安排好办公室的日常事务，确保当你不在办公室的时候一切都能够照常运转。如果你总是被办公室的各种事情打扰，不能专心去做你认为最重要的工作，那么，你必须对办公室的日常安排做出调查。

二、自我激励

创业者通常被认为是目标明确，干劲十足的人，无论什么工作他们都喜欢去做。大多数人都能做好那些与他们想要的工作相类似的事情。然而，创业者却能够激励自己去做那些必须做的事情并获得高产出。

三、确定最后期限

当你去完成某项工作时，如果确定一个具体的最后期限，那么，你就能够在这期间做得更多。但是，你必须保证设定的最后期限是符合实际的。最后期限一旦设定就不能轻易更改，你必须竭尽所能在期限到来之前完成任务。

四、使用电话或手机

电话或手机是你和你的工作圈进行沟通的主要工具。有时候，写信也是必要的，但是，写信只能为你提供一个单项沟通渠道，而且沟通起来实在太慢，因此，应该把这种沟通方式限制到最小的限度。如果使用电话或手机，许多问题都能够迅速得到解决，而且，电话交谈是一种双向沟通，可以达到最好的沟通效果。

五、做笔记

要随时准备记事用的便笺，把工作中遇到的关键问题记下来。董事会谈话内容、电话中谈到的事情，和员工或客户讨论的问题或者你自己的想法，这些都可以记下来，并作为永久性记录加以保存。你不仅可以记下你自己的想法，还可以草草记下未来的约会、要做的事情、要见的人的名字、联系电话等。

六不要事必躬亲

有句老话是这样说的："如果你想把某件事情干好，就请一个大忙人来。"创业者就是大忙人，但是他们的活动都具有目的性。他们只专注于做重要的事情。由于有目标导向，创业者所从事的活动就能够产生重大成果。所以，创业者要有选择性地参加活动，要避免一开始就陷入各种复杂事务当中，要学会对那些浪费时间的活动说"不"，因为这些活动与你的首要目标毫不相关。

七、集中整段时间工作

要尽量把重要事情放在一天当中你感觉效率最高的一整段时间（三四个小时）里去完成。同时，让其他活动避开这一整段时间。如果这一整段时间把午餐时间也占用了，那就把早餐安排丰盛一点，把午饭省了。当你处理某个特殊问题或遇到某种特殊情况时，专心致志地干上三四个小时，不受外界任何干扰，一定会取得很好的成效。尽管为一项活动安排出一整段时间有点困难，但是，要解决好某些特殊问题，这常常是唯一有效的解决办法。

八、开始之前提出各种问题

要知道，几乎每一件事都可以更加有效地做好。在你开始之前，首先明确这样一些问题：是什么（Waht）？在哪里（Where）？什么时候（When）？是谁（Who）对这些问题的回答将有助于你拿出更加有效的办法来完成你的工作。在从事某项活动的时候，每进行一步你都要问自己："为什么我必须这么做？"对这个问题的回答可以帮助你决定活动当中哪些步骤或任务是必要的。

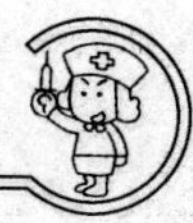

九、保持行动导向

一旦决定要解决某个问题，你就必须大致列出所采取行动的大致步骤，然后开始行动。事情一旦开始，你就要想方设法尽可能多做一些。这种行动导向将有助于你避免为某个问题犯愁，而且，如果你把每个问题都看作是潜在的改进机会，你就会更加留意用创造性的方式去解决问题。

十、经常反思自己

反思就是从自己过去、现在和将来的行动中吸取经验教训的行为。许多人对他们的所作所为采取一种无所谓的态度，因而不愿意花时间进行反思。事实上，在你睡觉之前，在你的旅途中，在你等待转站的过程中，在你独自一个人散步的时候……你都可以把时间利用起来好好地思考一下自己的工作。

十一、给第二天制订详细的工作计划

在每天工作结束的时候，你要为第二天的活动安排准备一个时间表。你甚至可以把其中的一项活动先做起来，这样，第二天就有了一个好的开端。一天结束的时候也是检查这一天里浪费了多少时间或者无效地占用了多少时间的时候，把你浪费的时间记下来，这样你才能避免犯同样的错误。

十二、经验总结

经常回顾过去的经验，你就能够弄清楚哪些事情既有趣又有收益，哪些事情即乏味耗时又没有什么收获，将来也还有可能面临类似的经历，到那时你就可以选择只去做那些最有价值和产出最多的事情。

十三、反省自己的时间利用方式

要正确地管理时间，你可以考虑下列问题：

(1) 我做了哪些本不该由我去做或者本来应该交给被人做的事？

(2) 在我决定要做某些事情的时候是否确定了优先顺序？

(3) 我的时间表所安排的内容是不是能够在一个合理的时间内完成？

(4) 我是否能够在某个时间集中精力做好某件事？

要牢记那些时间管理的窍门。这些节省时间的窍门有助于你改进企业绩效。

第三节　销售管理

一、销售需要沟通

当你销售产品时，你就是通过与潜在客户进行沟通来介绍你自己以及你所销售的产品或服务。我们可以把这个过程看作是一系列步骤，每一个步骤都需要进行高水平的沟通。

（1）接近潜在客户并介绍你自己和你的企业。

（2）在接近潜在客户时详细地说明你的推销理由。

（3）展示或者描述你所销售的产品或服务。

（4）向潜在客户证明你的产品或服务如何使他们受益。

（5）敲定销售条款或条件。

（6）让潜在客户做出购买决策。

（7）一旦客户购买了你的产品或服务，就要着手制定一个有助于留住客户的策略。有一项研究表明，吸引一个新客户所支付的成本是留住一个老客户的成本的10倍。所以，把客户留住才是上策。

和有效沟通一样，销售也是一个双向选择的过程。销售不仅仅是一种技巧，更是一门艺术。你必须善于提出问题，必须主动倾听并理解客户的需求和兴趣，必须根据潜在客户的个性特征和购买动机来调整你的谈话内容和沟通方式。通过有效沟通，你和客户之间就建立了信任和信心。这就为你当前的交易以及今后的买卖打下了坚实的基础。

二、创业者的营销能力

成功的营销取决于创业者的营销能力，这种能力包括以下几个方面：

（1）吸引购买者的注意力。

（2）判定客户的需求、想法、疑问和目标。

（3）证明产品或服务能够很好地满足客户的需求。

（4）解决各种妨碍客户购买的问题。

（5）向客户征询意见。

企业的成功很大程度上取决于营销艺术。如果创业者能够利用各种机会来服务客户，满足他们的需求并解决他们的问题，客户就会感到满意。满意的客户将会继续购买这家企业的产品或服务，并向其他客户推荐。无论是什么类型的企业，创业者都不能仅仅关注于生产产品或服务，还必须专注于把产品或服务销售出去。从这个意义上来说，创业者就是销售员，因为他们要不断地把他们的产品或服务销售给大众。不管他们走到哪里，也不管他们在做什么，他们都必须维护销售员的良好形象。

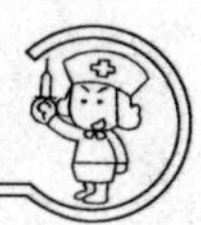

创业案例 CHUANGYEANLI

讲述临床医学毕业生陈刚拥有4家私人诊所的创业故事

陈刚，男，2004年某校临床医学专业本科毕业。5年来，他在社会这个大熔炉里摸爬滚打。现在的他，在南京市拥有万宁、凤西、中南、下关4家个体诊所。其中位于凤凰西街的万宁门诊部规模有200多平方米，内、外、妇、中医等科俱全，还配备了化验室、B超室等。除下关诊所承包给他人以外。他的另外两个门诊部——凤西门诊部和中南门诊部生意也很红火，好多江浦、迈皋桥的病人都慕名前来求医。

"有机会就要抓住，有路子就要去走"

刚走出校门的陈刚，向几家大医院都投了简历，最终石沉大海。正在这时，一个在南京建中中医院承包科室专门做结石碎石项目的老板向他伸出了橄榄枝。他在这个私人承包的医院科室里开始上班了。虽然在科室里做的是技术操作，但他渐渐也了解了行业的运营规则。一段时间后，该老板转做骨科。陈刚就接手了碎石科。开始他要自己联系病源，做技术操作。病人的来源要靠其他医院介绍，事先必须给付的介绍费令陈刚不堪重负。尝试了两个月后，他不但没挣到钱，反而赔了4 000元。

这次失败并没有挫败他创业的雄心，一次偶然的机会，一个做个体小老板的朋友因为腰疼来找他咨询，从中医的角度，这种症状是"肾虚"，朋友说："现在生活节奏太快，压力很大，很多人都有这种不适"。正是这句话，陈刚看到了里面潜在的市场。当他说出自己的想法时，朋友也表示愿意投资，于是陈刚又来到建中中医院，表明了组建肾虚专科的想法。他又开始到处联系，省、市中医院的老专家、中医药大学的教授，甚至还请到南京著名老中医汪季直，5个专家每天排半天班，肾虚专科门诊就开诊了。为了做宣传，他咬牙以4700元/天的价格在报上做了3天广告，之后又在电台做了一个月的健康讲座，但效果并不明显。科室撑了两个月，宣告破产，两个人共赔进去了5万元。

从2004年7月毕业走出学校到2004年年底，陈刚的两次创业均宣告失败。痛定思痛，他觉得自己失败的原因是对行业不了解，对行情的思考存在很大的局限。他觉得虽然在医疗行业，但了解技术不代表了解经营。

"想做个好老板，先做个好伙计"

有了两次失败经历，陈刚决定先蛰伏一段时间，踏踏实实去锻炼一下自己，以储备经验东山再起。陈刚的大专是在中国药科大学学的药学专业。在某校临床本科毕业前，他取得了执业药师资格证书。2005年伊始，凭借这张文凭，他在南京非常大药房当起了店员。在这里他虚心学习，踏踏实实地做好每一件事情，凭着肯闯肯干的劲头，很快赢得了领导的信任，两个月后就被调到广州路店担任店长。再后来，头脑活络的他一路做到了采购部副经理和行政部经理，之后企业通过了国家药品经营质量管理规范认证，他也被提升为总经理助理。

当伙计的日子，他深感民营企业的压力之大，加之他本来的愿望是行医，于是他有了退出的想法，2005年10月，毕业一整年的他，在工作繁忙之其余咬牙坚持自学复习，考取了执业医师资格证书。

陈刚表示，这段经历对他之后的发展影响很大——不仅是管理能力得到了锻炼，经营方法、经营理念、人际交往，等等，都让自己学到了很多。这些社会经历让他考虑问题能力和心理承受能力都大大提高。

"敢闯敢做，吃苦耐劳"

2006年，陈刚和朋友一起，买下了非常大药房没经营起来但是尚未注销的门诊部，决定转向医疗行业。万宁门诊部刚接手过来只是一张纸和一些二手的医疗器械，费了很多周折，终于在凤凰西街把纸上的门诊部搬到了现实。

开业容易守业难，开业之后门诊连续亏损了14个月，出于不舍和不服输的劲头两个人硬是先后投入了23万元坚持了下来。陈刚总结了万宁亏损的原因，决心再冒一次险——开办凤西诊所。这次他选择了社区周围没有诊所的地段。让陈刚欣慰的是，凤西诊所一开张就盈利了，收入不但填补了万宁门诊部的亏损，而且足以发放凤西诊所医生、护士的工资。事业开始有了转机，他一鼓作气决心做个体门诊连锁，承包出租下关诊所。

在下关的诊所筹备阶段，他不知道跑了多少次卫生局，最后跟门卫都混熟了；中南门诊部的装潢、刷油漆、室内电线布置，都是陈刚自己做的，他说："穿上白大褂是医生，脱下白大褂就是农民工，有的时候要比农民工更苦。"

机遇＋头脑＋行动＝成功，陈刚以自己的经历对医学生个体创业提出了几点建议：首先，要放平心态，一步一个脚印地迈向成功，要投资就要做好亏本的心理准备；其次，要有眼光和勇气，看准机遇和方向再行动，刚出校门的医学生，不妨先学习一段时间，熟悉环境，积累经验，把握好市场。

资料来源：南京医科大学报，2009年4月30日

课后练习 KEHOULIANXI

一、填空题

(1) 员工定岗的四个基本原则________、________、________、________。

(2) 如果创业者能够利用各种机会来服务客户，满足他们的________并解决他们的________，客户就会感到满意。

(3) 最佳时间利用意味着在给定时间内获得了________。

二、选择题

1. 单项选择

(1) 政府在财政税收方面对中小企业的支持主要采取的是（　　）的措施。

A. 给中小企业财政补贴　　B. 减免中小企业的所得税

C. 制定宽松的财政政策　　D. 制定对中小企业有利的法律法规

(2) 在市场机会中，明显没有被满足的市场需求被称为（　　）。

A. 表面市场机会　　B. 潜在市场机会

C. 一般市场机会　　D. 普遍市场机会

(3) 时间管理可以与更好的工作习惯相提并论。最佳时间利用意味着在给定时间内获得了最大产出。以下哪种是比较好的时间管理方法（　　）。

A. 事必躬亲　　B. 按照一套工作方式

C. 分时间段工作　　D. 保持行动导向

(4) 若某产品销售增长率从多年超过10%转入缓慢增长，即低于10%，则说明该产品已进入（　　）。

A. 成长期　　B. 成熟期　　C. 衰退期　　D. 投入期

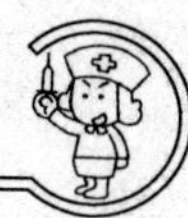

(5) 小张拥有一项新技术的专利权，他适宜采用（　　）的形式创业。

A. 购买一家现存企业　　B. 创建一家新企业

C. 购买特许经营权　　D. 加盟连锁店

2. 多项选择

(1) 一个创业者应该具备（　　）。

A 创新能力　　B 专业知识　　C 知识背景　　D 心理承受能力

(2) 中小企业在研究开发阶段，应尽量实现技术先进性和（　　）等三者的统一。

A. 经济合理性　　B. 市场准入性　　C. 市场潜力大　　D. 生产可行性

(3) 一个成功的营销取决于创业者的营销能力，这种能力包括以下几个方面（　　）。

A. 吸引购买者的注意力

B. 判定客户的需求、想法、疑问和目标

C. 解决各种妨碍客户购买的问题

D. 证明产品或服务能够很好地满足客户的需求

(4) 下列属于创新活动的是（　　）。

A. 生产新产品　　B. 使用新技术

C. 开辟新市场　　D. 采用新的组织形式

(5) 创业团队可分为（　　）。

A. 自发性创业团队　　B. 群体性创业团队

C. 有核心主导的创业团队　　D. 互补性创业团队

三、名词解释

(1) 薪酬

(2) 销售管理

四、简答题

(1) 简述一下招聘程序。

（2）简述一个小吃店的营销方案

学习笔记 XUEXIBIJI

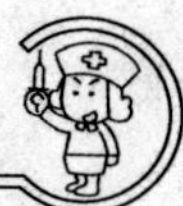

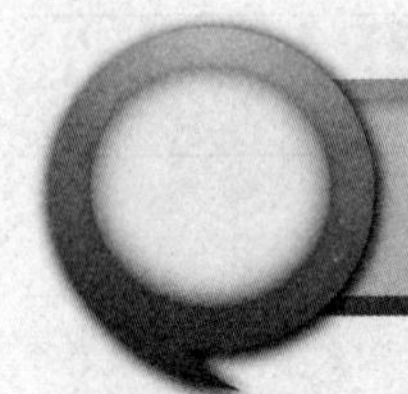

第九章　企业财务管理

章节学习重点 ZHANGJIEXUEXIXHONGDIAN

（1）企业财务管理的基本原则和目标。

（2）企业财务管理的成本费用控制。

（3）企业财务报表的解读。

（4）创业预算表的制作。

学习目标 XUEXIMUBIAO

学习完本章，学生应该能够制作出简单的创业预算表，读懂企业财务报表，具备基本的财务知识，具有基本的判断企业财务状况的分析能力。

达标标准 DABIAOBIAOZHUN

（1）能够陈述原始凭证、记账凭证、账簿和报表的含义。

（2）可以说出资产负债表、现金流量表的含义。

（3）面对资产负债表和现金流量表，能够解释任何一个会计科目的定义和现实意义。

（4）面对资产负债表，能够计算并解释至少5个经济效益指标、4个财务安全指标和3个管理水平指标。

（5）能够独立制作简单的创业预算表。

第一节　企业财务管理的理论知识

一、企业财务管理基本原则和目标分析

现代企业财务管理是企业经济活动的有效管理工具，是企业运营过程的经济记录。企业财务管理的内容，主要是对人、财、物等生产要素的使用进行经济记录与分析，

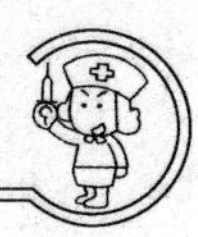

提高企业运行的经济效益。

1. 企业财务管理的基本原则

（1）风险与收益权衡。天下没有免费的午餐，一般情况下风险和收益是成正比的。如果你想说服投资人承担你的额外风险，必然需要向他承诺并证实额外的收益。

（2）货币具有时间价值。今天的一元钱比未来的一元钱更值钱，物价在涨，未来拥有各种不确定性，如果今天能花别人的钱来挣钱，就不要用自己的钱，因为可能你一分钱都没有。

（3）价值的衡量要考虑的是现金而不是利润。投资人非常关心每天的现金流量，即使你的创新性产品或服务具有100%或者200%的利润，一百年才成交一笔，你会投资这笔生意吗？许多产品都是靠大销量抢占市场，然后慢慢提高收益率。

（4）增量现金流。只有增量才是吸引投资人的部分，既要有销量，又要有利润，创业的艰辛就在于此。

（5）在竞争市场上没有利润特别高的项目。因为这些项目一出现就会被别人模仿和山寨，他们不考虑什么声誉、培育市场，他们只想攫取最大的利润然后赚钱走人。

（6）有效的资本市场。你要相信，投资人里没有傻的，整个市场是灵敏的，价格是合理的。

（7）代理问题。这是人类永恒的难题，管理者与所有者的利益是不一致的。世界上存在无数种委托代理关系，他们只有一个特点，那就是委托人和代理人的利益往往是不一致的，不要相信有道德高尚的代理人这种鬼话，我们上的是经济课。

（8）纳税影响业务决策。如果你能找到任何一种合法避税的办法，就一定要利用它。

（9）风险分为不同的类别。有些可以通过分散化消除，有些则否，所以如果有保险公司愿意为你的资产提供保障，请酌情购买。

（10）道德行为就是要做正确的事情，而在金融业中处处存在着道德困惑。

2. 财务管理目标的基本观点与利弊

（1）利润最大化。

基本观点：利润代表了企业新创造的财富，利润越多则说明企业的财富增加得越多，越接近企业的目标。

优点：容易计量，看得见摸得着。

缺点：第一是没有考虑利润取得的时间价值因素，如2013年的100万元和2014年的100万元显然不在一个时间点上难以做出正确的判断；第二是没有考虑所获得利润和投入资本的关系，用5 000万元投入资本赚取的100万元利润与用6 000万元投入资本赚取的100万元利润相比，如果单单看利润的话这两个企业的所得是一样的，但是如果考虑了投入显然就不一样了；第三是没有考虑所获取的利润和所承担风险的关系，比如，同样投入100万元，2013年获利10万元，一个企业是全部转化为现金，另一个企业则全部是应收账款，并可能发生坏账损失收不回的情况，这两个的风险显然不相同。第四是没有考虑社会影响，如果因为当年的利润最大化破坏了公众形象，那就是杀鸡取卵了。

（2）每股盈余最大化。

基本观点：应当把企业的利润和股东投入的资本联系起来考虑，用每股盈余来概括企业的财务管理目标，从而来避免“利润最大化”目标的其中一个缺陷。

缺点：没有考虑每股盈余取得的时间价值因素，另外，仍然没有考虑风险。

优点：解决了“利润最大化目标”中所获取利润和资本投入的缺陷。

（3）企业财富（价值）最大化。

基本观点：增加股东财富是财务管理的目标。

优点：本目标解决了“利润最大化”目标中的缺陷。

缺点：难以计量。

（4）相关利益最大化。

基本观点：不仅考虑债权人、股东等相关方的利益，也考虑企业员工、顾客以及企业社会责任等因素，力求使各方利益达到最大化。

缺点：难以计量，只可意会，不可言传。

二、企业财务管理必备知识

1. 会计凭证、账簿与报表

为了了解企业中每一项经济业务，必须从以下几个方面来认识：经济业务的经手人或责任人是谁，业务名称是什么，包括哪些业务内容（每一个环节的数量、金额等），业务涉及相关单位名称和业务发生的时间等。会计凭证就是用来记载经济业务的发生，明确经济责任，作为记账根据的书面证明。会计凭证有原始凭证和记账凭证两类，前者是在经济业务最初发生之时即行填制的原始书面证明，如销货发票、款项收据等。后者是以原始凭证为依据，作为记入账簿内各个分类账户的书面证明，如收款凭证、付款凭证、转账凭证等。

（1）原始凭证。原始凭证是在经济业务发生或完成时取得或填制的，用于记录或证明经济业务的发生或完成情况的文字凭据。一张原始凭证一般包括凭证名称、填制原始凭证的日期、接受原始凭证单位名称、经济业务内容（含数量、单价、金额等）、填制单位签章、有关人员签章、凭证附件等信息。它不仅能用来记录经济业务发生或完成情况，还可以明确经济责任，是进行会计核算工作的原始资料和重要依据，是会计资料中最具有法律效力的一种文件。

根据来源的不同，原始凭证可以分为外来原始凭证和单位自制凭证。外来原始凭

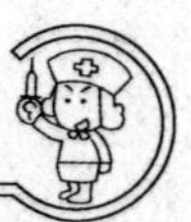

证是指在同外单位发生经济往来事项时，从外单位取得的凭证。如发票、飞机和火车的票据、银行收付款通知单、企业购买商品、材料时，从供货单位取得的发货票等。自制原始凭证，是指在经济业务事项发生或完成时，由企业内部经办部门或人员填制的凭证。如发货单、领货单、材料领取单等。

(2) 记账凭证。记账凭证是企业会计人员根据审核无误的原始凭证或汇总原始凭证，用来确定经济业务的会计科目和金额而填制的，作为登记账簿直接依据的会计凭证。由于原始凭证来自不同的单位，种类繁多，数量庞大，格式不一，不能清楚地表明应记入的会计科目的名称和方向。为了便于登记账簿，需要根据原始凭证反映的不同经济业务，加以归类和整理，填制具有统一格式的记账凭证，确定会计分录，并将相关的原始凭证附在后面。这样不仅可以简化记账工作、减少差错，而且有利于原始凭证的保管，便于对账和查账，提高会计工作质量。

(3) 账簿。账簿是由具有一定格式而又互相联系的账页所组成，用于全面、系统、连续记录各项经济业务的簿籍，是编制财务报表的依据，也是保存会计资料的重要工具。编制企业账簿有重要的意义。将会计凭证所记录的经济业务一一记入有关账簿，可以完全反映企业在一定时期内所发生的各项资金运动，储存所需要的各项会计信息；账簿由不同的相互关联的账户所组成，通过账簿记录，一方面可以分门别类地反映各项业务内容，提供一定时期内经济活动的详细情况；另一方面可以通过发生额、余额计算，提供各方面所需要的总括会计信息，反映财务状况及经营成果的综合价值指标。账簿记录是会计凭证信息的进一步整理。为了反映一定日期的财务状况及一定时期的经营成果，应定期进行结账工作，进行有关账簿之间的核对，计算出本期发生额和余额，据以编制会计报表，向有关各方面提供所需的企业会计信息。

(4) 企业财务报表。企业财务报表是指企业为企业管理者或卫生行政主管部门提供的反映企业总体财务状况和经营效益的会计报表，根据企业财务管理的法律法规，包括资产负债表、现金流量表、预算收支表和基建投资表等。财务报表是企业某个时点或某个特定时期的财务状况的总结，相当于企业的财务 X 光片，它能从企业资产负债情况、收入支出变化等方面反映企业的经营效益和管理水平。

2. 资产负债表

资产负债表亦称财务状况表，表示企业在一定日期（通常为各会计期末）的财务状况（即资产、负债和业主权益的状况）的主要会计报表，资产负债表利用会计平衡原则，将合乎会计原则的资产、负债、股东权益交易科目分为“资产”和“负债及股东权益”两大区块，在经过分录、转账、分类账、试算、调整等等会计程序后，以特定日期的静态企业情况为基准，浓缩成一张报表。其报表功用除了企业内部除错、经营方向、防止弊端外，也可让所有阅读者于最短时间了解企业经营状况（见下表）。

资产负债表

会医 01 表

编制单位：（企业名称）　　年　月　日（填制日期）　　单位：元

资　产	期末余额	年初余额	负债和所有者权益（或股东权益）	期末余额	年初余额
流动资产			流动负债		
货币资金			短期借款		
交易性金融资产			交易性金融负债		
应收票据			应付票据		
应收账款			应付账款		
预付款项			预收款项		
应收利息			应付职工薪酬		
应收股利			应交税费		
其他应收款			应付利息		
存货			应付股利		
一年内到期的非流动资产			其他应付款		
其他流动资产			一年内到期的非流动负债		
流动资产合计			其他流动负债		
非流动资产			流动负债合计		
可供出售金融资产			非流动负债		
持有至到期投资			长期借款		
长期应收款			应付债券		
长期股权投资			长期应付款		
投资性房地产			专项应付款		
固定资产			预计负债		
在建工程			递延所得税负债		
工程物资			其他非流动负债		
固定资产清理			非流动负债合计		

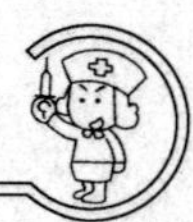

（续表）

资　产	期末余额	年初余额	负债和所有者权益（或股东权益）	期末余额	年初余额
生产性生物资产			负债合计		
油气资产			所有者权益（或股东权益）		
无形资产			实收资本（或股本）		
开发支出			资本公积		
商誉			减：库存股		
长期待摊费用			盈余公积		
递延所得税资产			未分配利润		
其他非流动资产			所有者权益（或股东权益）合计		
非流动资产合计					
资产总计			负债和所有者权益（或股东权益）总计		

由上表可知，资产负债表有两列，左列是资产类账户，右列是负债与净资产类账户。在排列顺序上，排位越靠前流动性越强。资产负债表主要应从以下四个方面说明。

（1）分析企业资产分布结构，了解潜在信息。从流动资产的构成，通过分析企业银行存款、库存现金和病人医疗欠费的大小关系，了解短期内企业经营可能存在的风险；从长期投资，掌握企业从事的是实业投资还是股权债权投资及是否存在新的收入增长点或潜在风险；通过了解固定资产工程物资与在建工程及与同期比较，掌握企业基建设备资产消长趋势；通过了解无形资产与其他资产，掌握企业经营的潜质。

（2）揭示企业的资产来源及其构成，有助于长期决策。根据资产、负债、所有者权益之间的关系，如果企业负债比重高，相应的所有者权益即净资产就低，说明企业主要靠债务经营，真正属于企业自己的财产（即所有者权益）并不多。进一步分析流动负债与长期负债，如果短期负债多，若对应的流动资产中货币资金与银行存款、医疗应收款等可变现总额低于流动负债，说明企业还债压力较大，收款能力弱，资金周转不灵。如果长期负债占很大比例，而在建工程并不多，说明企业的大额借款没有投入到建筑设施建设上，是用于日常经营支出或是不需安装的设备的添置还需进一步的分析。分析企业资产的来源及构成，借以了解企业经营过程中可能存在的管理问题和运行风险，有利于管理者针对问题做出改进性的决策。

（3）评价企业的资产保值增值与运营能力。不同性质的单位应该有不同的资产负债率，如工业生产类企业应低于60%为宜，如果过低（如低于40%）说明该组织缺乏适度负债经营的创新勇气，财务管理的水平较低。企业在现代市场经济环境下经营，为求得更好的生存与发展，应该积极利用国家对公益性事业单位贷款的优惠政策，结合自身实际状况，合理估计企业偿债能力，借助国家、社会资本加强自身软硬件实力的建设。

(4) 通过期初数与期末数的对比。资产负债表一般会列出各个会计要素在一个经营周期的期初数和期末数，通过数据对比，企业管理者对企业的资产负债情况将会有一个动态的了解，分析具体项目的变化增减趋势，可以找出企业运营过程的长处和不足，分析企业经营管理水平及发展前景与后劲。

3. 关键财务指标

(1) 偿债能力分析。偿债能力是指企业偿还到期债务（包括本息）的能力。偿债能力分析包括短期偿债能力分析和长期偿债能力分析。

①短期偿债能力分析。短期偿债能力是指企业流动资产对流动负债及时足额偿还的保证程度，是衡量企业当前财务能力，特别是流动资产变现能力的重要标志。企业短期偿债能力分析主要采用比率分析法，衡量指标主要有流动比率、速动比率和现金流动负债率。

流动比率是流动资产与流动负债的比率，表示企业每1元流动负债有多少流动资产作为偿还的保证，反映了企业的流动资产偿还流动负债的能力。其计算公式为：

流动比率＝流动资产÷流动负债

一般情况下，流动比率越高，反映企业短期偿债能力越强，因为该比率越高，不仅反映企业拥有较多的营运资金抵偿短期债务，而且表明企业可以变现的资产数额较大，债权人的风险越小。但是，过高的流动比率并不均是好现象。从理论上讲，流动比率维持在2∶1是比较合理的。但是，由于行业性质不同，流动比率的实际标准也不同。所以，在分析流动比率时，应将其与同行业平均流动比率，本企业历史的流动比率进行比较，才能得出合理的结论。

速动比率，又称酸性测试比率，是企业速动资产与流动负债的比率。其计算公式为：

速动比率＝速动资产÷流动负债

其中，速动资产＝流动资产－存货　或：

速动资产＝流动资产－存货－预付账款－待摊费用

计算速动比率时，流动资产中扣除存货，是因为存货在流动资产中变现速度较慢，有些存货可能滞销，无法变现。至于预付账款和待摊费用根本不具有变现能力，只是减少企业未来的现金流出量，所以理论上也应加以剔除，但实务中，由于它们在流动资产中所占的比重较小，计算速动资产时也可以不扣除。

传统经验认为，速动比率维持在1∶1较为正常，它表明企业的每1元流动负债就有1元易于变现的流动资产来抵偿，短期偿债能力有可靠的保证。速动比率过低，企业的短期偿债风险较大，速动比率过高，企业在速动资产上占用资金过多，会增加企业投资的机会成本。但以上评判标准并不是绝对的。

现金流动负债比率是企业一定时期的经营现金净流量与流动负债的比率，它可以从现金流量角度来反映企业当期偿付短期负债的能力。其计算公式为：

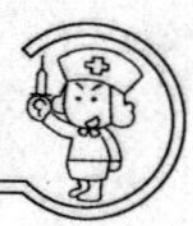

现金流动负债比率＝年经营现金净流量÷年末流动负债

式中：年经营现金净流量指一定时期内，由企业经营活动所产生的现金及现金等价物的流入量与流出量的差额。该指标是从现金流入和流出的动态角度对企业实际偿债能力进行考察。用该指标评价企业偿债能力更为谨慎。该指标较大，表明企业经营活动产生的现金净流量较多，能够保障企业按时偿还到期债务。但也不是越大越好，太大则表示企业流动资金利用不充分，收益能力不强。

②长期偿债能力分析。长期偿债能力是指企业偿还长期负债的能力。它的大小是反映企业财务状况稳定与否及安全程度高低的重要标志。其分析指标主要有四项。

·资产负债率。资产负债率又称负债比率，是企业的负债总额与资产总额的比率。它表示企业资产总额中，债权人提供资金所占的比重，以及企业资产对债权人权益的保障程度。其计算公式为：

资产负债率＝（负债总额÷资产总额）×100％

资产负债率高低对企业的债权人和所有者具有不同的意义。债权人希望负债比率越低越好，此时，其债权的保障程度就越高。对所有者而言，最关心的是投入资本的收益率。只要企业的总资产收益率高于借款的利息率，举债越多，即负债比率越大，所有者的投资收益越大。一般情况下，企业负债经营规模应控制在一个合理的水平，负债比重应掌握在一定的标准内。

·产权比率。产权比率是指负债总额与所有者权益总额的比率，是企业财务结构稳健与否的重要标志，也称资本负债率。其计算公式为：

负债与所有者权益比率＝（负债总额÷所有者权益总额）×100％

该比率反映了所有者权益对债权人权益的保障程度，即在企业清算时债权人权益的保障程度。该指标越低，表明企业的长期偿债能力越强，债权人权益的保障程度越高，承担的风险越小，但企业不能充分地发挥负债的财务杠杆效应。

·负债与有形净资产比率。

负债与有形净资产比率是负债总额与有形净资产的比例关系，表示企业有形净资产对债权人权益的保障程度，其计算公式为：

负债与有形净资产比率＝（负债总额÷有形净资产）×100％

有形净资产＝所有者权益－无形资产－递延资产

企业的无形资产、递延资产等一般难以作为偿债的保证，从净资产中将其剔除，可以更合理地衡量企业清算时对债权人权益的保障程度。该比率越低，表明企业长期偿债能力越强。

·利息保障倍数。利息保障倍数又称为已获利息倍数，是企业息税前利润与利息费用的比率，是衡量企业偿付负债利息能力的指标。其计算公式为：

利息保障倍数＝税息前利润÷利息费用

上式中，利息费用是指本期发生的全部应付利息，包括流动负债的利息费用，长期负债中进入损益的利息费用以及进入固定资产原价中的资本化利息。利息保障倍数越高，说明企业支付利息费用的能力越强，该比率越低，说明企业难以保证用经营所得来及时足额地支付负债利息。因此，它是企业是否举债经营，衡量其偿债能力强弱的主要指标。若要合理地确定企业的利息保障倍数，需将该指标与其他企业，特别是同行业平均水平进行比较。根据稳健原则，应以指标最低年份的数据作为参照物。但是一般情况下，利息保障倍数不能低于1。

(2) 营运能力分析。营运能力分析是指通过计算企业资金周转的有关指标分析其资产利用的效率，是对企业管理层管理水平和资产运用能力的分析。

①应收款项周转率。应收款项周转率也称应收款项周转次数，是一定时期内商品或产品主营业务收入净额与平均应收款项余额的比值，是反映应收款项周转速度的一项指标。其计算公式为：

应收款项周转率（次数）＝主营业务收入净额÷平均应收账款余额

其中：

主营业务收入净额＝主营业务收入－销售折让与折扣

平均应收账款余额＝（应收款项年初数＋应收款项年末数）÷2

应收款项周转天数＝360÷应收账款周转率＝（平均应收账款×360）÷主营业务收入净额

应收账款包括“应收账款净额”和“应收票据”等全部赊销账款。应收账款净额是指扣除坏账准备后的余额，应收票据如果已向银行办理了贴现手续，则不应包括在应收账款余额内。应收账款周转率反映了企业应收账款变现速度的快慢及管理效率的高低，周转率越高表明：收账迅速，账龄较短；资产流动性强，短期偿债能力强；可以减少收账费用和坏账损失，从而相对增加企业流动资产的投资收益。同时借助应收账款周转期与企业信用期限的比较，还可以评价购买单位的信用程度，以及企业原定的信用条件是否适当。但是，在评价一个企业应收款项周转率是否合理时，应与同行业的平均水平相比较而定。

②存货周转率。存货周转率也称存货周转次数，是企业一定时期内的主营业务成本与存货平均余额的比率，它是反映企业的存货周转速度和销货能力的一项指标，也是衡量企业生产经营中存货营运效率的一项综合性指标。其计算公式为：

存货周转率（次数）＝主营业务成本÷存货平均余额

存货平均余额＝（存货年初数＋存货年末数）÷2

存货周转天数＝360÷存货周转率＝（平均存货×360）÷主营业务成本

存货周转速度快慢，不仅反映出企业采购、出错、生产、销售各环节管理工作状况的好坏，而且对企业的偿债能力及获利能力产生决定性的影响。一般来说，存货周转率越高越好，存货周转率越高，表明其变现的速度越快，周转额越大，资金占用水平越低。存货占用水平低，存货积压的风险就越小，企业的变现能力以及资金使用效率就越好。但是存货周转率分析中，应注意剔除存货计价方法不同所产生的影响。

③总资产周转率。总资产周转率是企业主营业务收入净额与资产总额的比率。它

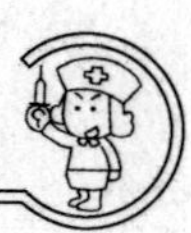

可以用来反映企业全部资产的利用效率。其计算公式为：

总资产周转率＝主营业务收入净额÷平均资产总额

平均资产总额＝（期初资产总额＋期末资产总额）÷2

资产平均占用额应按分析期的不同分别加以确定，并应当与分子的主营业务收入净额在时间上保持一致。总资产周转率反映了企业全部资产的使用效率。该周转率高，说明全部资产的经营效率高，取得的收入多；该周转率低，说明全部资产的经营效率低，取得的收入少，最终会影响企业的盈利能力。企业应采取各项措施来提高企业的资产利用程度，如提高销售收入或处理多余的资产。

④固定资产周转率。固定资产周转率是指企业年销售收入净额与固定资产平均净值的比率。它是反映企业固定资产周转情况，从而衡量固定资产利用效率的一项指标。其计算公式为：

固定资产周转率＝主营业务收入净额÷固定资产平均净值

固定资产平均净值＝（期初固定资产净值＋期末固定资产净值）÷2

固定资产周转率高，不仅表明了企业充分利用了固定资产，同时也表明企业固定资产投资得当，固定资产结构合理，能够充分发挥其效率。反之，固定资产周转率低，表明固定资产使用效率不高，提供的生产成果不多，企业的营运能力欠佳。

在实际分析该指标时，应剔除某些因素的影响。一方面，固定资产的净值随着折旧计提而逐渐减少，因固定资产更新，净值会突然增加。另一方面，由于折旧方法不同，固定资产净值缺乏可比性。

（3）盈利能力分析。盈利能力就是企业资金增值的能力，它通常体现为企业收益数额的大小与水平的高低。企业盈利能力的分析可从一般分析和社会贡献能力分析两方面研究。

①企业盈利能力的一般分析。可以按照会计基本要素设置销售利润率、成本利润率、资产利润率、自有资金利润率和资本保值增值率等指标，借以评价企业各要素的盈利能力及资本保值增值情况。

·主营业务毛利率。主营业务毛利率是销售毛利与主营业务收入净额之比，其计算公式为：

主营业务毛利率＝销售毛利÷主营业务收入净额×100％

其中：销售毛利＝主营业务收入净额－主营业务成本

主营业务毛利率指标反映了产品或商品销售的初始获利能力。该指标越高，表示取得同样销售收入的销售成本越低，销售利润越高。

·主营业务利润率。主营业务利润率是企业的利润与主营业务收入净额的比率，其计算公式为：

主营业务利润率＝利润÷主营业务收入净额×100％

根据利润表的构成，企业的利润分为：主营业务利润、营业利润、利润总额和净利润四种形式。其中利润总额和净利润包含着非销售利润因素，所以能够更直接反映销售获利能力的指标是主营业务利润率和营业利润率。通过考察主营业务利润占整个利润总额比重的升降，可以发现企业经营理财状况的稳定性、面临的危险或可能出现的转机迹象。主营业务利润率指标一般要计算主营业务利润率和主营业务净利率。

主营业务利润率指标反映了每1元主营业务收入净额给企业带来的利润。该指标越大，说明企业经营活动的盈利水平较高。主营业务毛利率和主营业务利润指标分析中，应将企业连续几年的利润率加以比较，并对其盈利能力的趋势做出评价。

·资产净利率。资产净利率是企业净利润与平均资产总额的比率。它是反映企业资产综合利用效果的指标。其计算公式为：

资产净利率＝净利润÷平均资产总额

平均资产总额为期初资产总额与期末资产总额的平均数。资产净利率越高，表明企业资产利用的效率越好，整个企业盈利能力越强，经营管理水平越高。

·净资产收益率。净资产收益率，亦称净值报酬率或权益报酬率，它是指企业一定时期内的净利润与平均净资产的比率。它可以反映投资者投入企业的自有资本获取净收益的能力，即反映投资与报酬的关系，因而是评价企业资本经营效率的核心指标。其计算公式为：

净资产收益率＝净利润÷平均净资产×100%

净利润是指企业的税后利润，是未作如何分配的数额。

平均净资产是企业年初所有者权益与年末所有者权益的平均数，平均净资产＝（所有者权益年初数＋所有者权益年末数）÷2。

净资产收益率是评价企业自有资本及其积累获取报酬水平的最具综合性与代表性的指标，反映企业资本营运的综合效益。该指标通用性强，适用范围广，不受行业局限。在我国上市公司业绩综合排序中，该指标居于首位。通过对该指标的综合对比分析，可以看出企业获利能力在同行业中所处的地位，以及与同类企业的差异水平。一般认为，企业净资产收益率越高，企业自有资本获取收益的能力越强，运营效益越好，对企业投资人、债权人的保障程度越高。

·资本保值增值率。资本保值增值率是企业期末所有者权益总额与期初所有者权益总额的比率。资本保值增值率表示企业当年资本在企业自身努力下的实际增减变动情况，是评价企业财务效益状况的辅助指标。其计算公式如下：

资本保值增值率＝期末所有者权益总额÷期初所有者权益总额

该指标反映了投资者投入企业资本的保全性和增长性，该指标越高，表明企业的资本保全状况越好，所有者的权益增长越好，债权人的债务越有保障，企业发展后劲越强。一般情况下，资本保值增值率大于1，表明所有者权益增加，企业增值能力较强。但是，在实际分析时应考虑企业利润分配情况及通货膨胀因素对其的影响。

②社会贡献能力分析。在现代经济社会，企业对社会贡献的主要评价指标有两个：

·社会贡献率。社会贡献率是企业社会贡献总额与平均资产总额的比值。它反映了企业占用社会经济资源所产生的社会经济效益大小，是社会进行资源有效配置的基

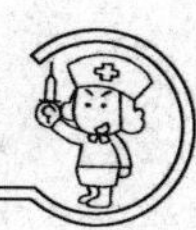

本依据。其计算公式为：

社会贡献率＝企业社会贡献总额÷平均资产总额

社会贡献总额包括：工资（含奖金、津贴等工资性收入）、劳保退休统筹及其他社会福利支出、利息支出净额、应交或已交的各项税款、附加及福利等。

·社会积累率。社会积累率是企业上交的各项财政收入与企业社会贡献总额的比值。其计算公式为：

社会积累率＝上交国家财政总额÷企业社会贡献总额

上交的财政收入总额包括企业依法向财政缴纳的各项税款，如增值税、所得税、产品销售税金及附加、其他税款等。

（4）发展能力分析。发展能力是企业在生存的基础上，扩大规模，壮大实力的潜在能力。在分析企业发展能力时，主要考察以下指标：

①销售（营业）增长率。销售（营业）增长率是指企业本年销售（营业）收入增长额同上年销售（营业）收入总额的比率。这里，企业销售（营业）收入，是指企业的主营业务收入。销售（营业）增长率表示与上年相比，企业销售（营业）收入的增减变化情况，是评价企业成长状况和发展能力的重要指标。

其计算公式为：销售增长率＝本年销售增长额÷上年销售总额＝（本年销售额－上年销售额）÷上年销售总额

该指标是衡量企业经营状况和市场占有能力、预测企业经营业务拓展趋势的重要标志，也是企业扩张增量和存量资本的重要前提。不断增加的销售（营业）收入，是企业生存的基础和发展的条件，世界500强就主要以销售收入的多少进行排序。该指标若大于零，表示企业本年的销售（营业）收入有所增长，指标值越高，表明增长速度越快，企业市场前景越好；若该指标小于零，则说明企业或是产品不适销对路、质次价高，或是在售后服务等方面存在问题，产品销售不出去，市场份额萎缩。该指标在实际操作时，应结合企业历年的销售（营业）水平、企业市场占有情况、行业未来发展及其他影响企业发展的潜在因素进行前瞻性预测，或者结合企业前三年的销售（营业）收入增长率做出趋势性分析判断。

②资本积累率。资本积累率是指企业本年所有者权益增长额同年初所有者权益的比率，它可以表示企业当年资本的积累能力，是评价企业发展潜力的重要指标。其计算公式为：

资本积累率＝本年所有者权益增长额×100％年初所有者权益

该指标是企业当年所有者权益总的增长率，反映了企业所有者权益在当年的变动水平。资本积累率体现了企业资本的积累情况，是企业发展强盛的标志，也是企业扩大再生产的源泉，展示了企业的发展活力。资本积累率反映了投资者投入企业资本的保全性和增长性，该指标越高，表明企业的资本积累越多，企业资本保全性越强，持续发展的能力越大。该指标如为负值，表明企业资本受到侵蚀，所有者利益受到损害，应予充分重视。

③总资产增长率。总资产增长率是企业本年总资产增长额同年初资产总额的比率，它可以衡量企业本期资产规模的增长情况，评价企业经营规模总量上的扩张程度。其计算公式为：

总资产增长率＝本年总资产增长额×100％年初资产总额

该指标是从企业资产总量扩张方面衡量企业的发展能力，表明企业规模增长水平对企业发展后劲的影响。该指标越高，表明企业一个经营周期内资产经营规模扩张的速度越快。但实际操作时，应注意资产规模扩张的质与量的关系，以及企业的后续发展能力，避免资产盲目扩张。

④固定资产成新率。固定资产成新率是企业当期平均固定资产净值同平均固定资产原值的比率。其计算公式为：

固定资产成新率＝平均固定资产净值×100％平均固定资产原值

平均固定资产净值是指企业固定资产净值的年初数同年末数的平均值。平均固定资产原值是指企业固定资产原值的年初数与年末数的平均值。

固定资产成新率反映了企业所拥有的固定资产的新旧程度，体现了企业固定资产更新的快慢和持续发展的能力。该指标高，表明企业固定资产比较新，对扩大再生产的准备比较充足，发展的可能性比较大。运用该指标分析固定资产新旧程度时，应剔除企业应提未提折旧对房屋、机器设备等固定资产真实状况的影响。

⑤三年利润平均增长率。三年利润平均增长率表明企业利润的连续三年增长情况，体现企业的发展潜力。其计算公式为：

三年利润平均增长率＝［（年末利润总额/三年前年末利润总额）1/3－1］×100％

三年前年末利润总额指企业三年前的利润总额数。假如评价企业2002年的效绩状况，则三年前年末利润总额是指1999年利润总额年末数。

利润是企业积累和发展的基础，该指标越高，表明企业积累越多，可持续发展能力越强，发展的潜力越大。利用三年利润平均增长率指标，能够反映企业的利润增长趋势和效益稳定程度，较好地体现了企业的发展状况和发展能力，避免因少数年份利润不正常增长而对企业发展潜力的错误判断。

⑥三年资本平均增长率。三年资本平均增长率表示企业资本连续三年的积累情况，体现企业的发展水平和发展趋势。其计算公式为：

三年前年末所有者权益指企业三年前的所有者权益年末数。假如评价2002年企业效绩状况，三年前所有者权益年末数是指1999年年末数。

由于一般增长率指标在分析时具有“滞后”性，仅反映当期情况，而利用该指标，能够反映企业资本保值增值的历史发展状况，以及企业稳步发展的趋势。该指标越高，

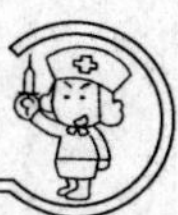

表明企业所有者权益得到的保障程度越大，企业可以长期使用的资金越充足，抗风险和保持连续发展的能力越强。

第二节 企业的成本和费用

企业开始运作之后会发生各种各样的支出，这些支出有的可以记入产品或服务的成本，随着产品或服务的销售得到弥补；有的则形成可支配的财产，在企业经营期内慢慢磨损或被耗用；另外的部分构成经营者管理的费用，直接从当期收入中扣减。

为正确计算产品或服务的成本以及企业的利润，需要做好以下工作。

一、根据支出的性质正确区分资本性支出和收益性支出

资本性支出：指企业为取得受益期在一年以上的财产而发生的支出，如购置房屋、设备、商标、专利权等的支出，这些支出因为受益期较长，在发生时不应该全部从当期收入中扣减，而应计入资产价值，在其受益期内摊销。

收益性支出：指企业为取得本期收益所发生的支出，其受益期在本期，所以应该在支付时全部计入当期成本费用。

1. 正确区分成本和费用

能够计入当期成本费用的收益性支出，按其与生产经营活动的关系，可分为成本和费用。

成本：企业用于产品生产或服务提供的支出叫成本，成本是产品或服务价值的基础或构成内容。分为直接成本和间接成本。

费用：企业用于经营活动的各项耗费或支出。费用主要包括以下三种类型。

（1）财务费用。创业者如果申请贷款，那么，在借贷期间就必须支付利息。创业者如果从自己的现金账户上透支，也要支付利息，这些利息支出以及借款时所发生的手续费等叫作财务费用。

（2）销售或营运费用。企业为销售产品或服务可能会发生大量的广告或展览、促销费，这些支出计入营运费用。

（3）管理费用。企业为进行日常管理所花费的水电费、电话费、办公费、办公用房的租金等计入管理费用。用于产品销售或宣传的销售或营运费用，用于后勤管理的管理费用，在筹集资金过程中发生的利息、手续费等财务费用，等等。

产品或服务的成本随产品或服务的销售（或提供）得到弥补；而用于经营管理的各种费用则直接从当期收入中扣减。

2. 正确区分成本费用项目

成本费用项目按所反映的经济内容可以分为原料支出、人工支出和其他支出。

原料支出：所有被用来加工产品或提供服务的各种物资都属于“原料支出”。那些虽然不是用作生产产品，但在企业经营中必不可少的物资，比如劳动保护产品，卫生清洁用品等，也算在“原料成本”之内。

在生产过程中使用的各种物资中，通常做如下区分：

(1) 原材料：如胶合板、金属条、皮革毛线、编织布、塑料制品、面粉、黄油，等等。

(2) 标准材料：如铁钉、螺丝、螺栓、螺帽、配件、家用电器、零部件、纽扣、拉链，等等。

(3) 辅助材料：如胶水、油漆、电焊条、气用电焊、锯片、磨砂纸、纱线、丝绒，等等。

在批发店或零售店中，购进用于转卖的商品成本也被列入原料成本之中。原料支出按照发生地点和用途，可分别计入直接成本、间接成本和费用中去。直接用于产品生产或服务提供的原料，计入产品或服务的直接成本；间接使用的原料，如车间为维修机器设备领用的原料，计入间接成本；销售部门或管理部门为经营者管理活动而领用的原料分别计入营运或管理费用。

人工支出：一旦创业者把员工招聘到企业中来工作，他就成了雇主，就要对员工承担起法律上和社会上的责任。这些责任是法律和政策规章所规定的或者是通过集体谈判达成的。比如：

(1) 工人的最低工资。

(2) 法定工作时间。

(3) 加班报酬。

(4) 年度带薪休假。

(5) 病假。

(6) 各种福利。

以上所列各项表明，企业的人工成本并不仅仅包括员工工资或报酬。附加的人工成本通常被当作工资的一定比例来计算。在不同的国家中，这个比例会有很大的差异，有的只占工资的很小一部分，有的则高达40%，在我国，工人的应付福利费按照工资总额的14%计算提取。

人工支出按照发生地点和用途不同，也可分为计入直接成本、间接成本和费用中去。直接为产品生产或服务提供相关的工人和帮工的所有支出，属于直接成本；同时为多项产品或服务提供劳动的工人的人工支出，计入间接成本；为经营者管理活动服务的销售部门或管理部门的人员的人工支出分别计入营运或管理费用。

其他支出：所有不包含在上述各成本费用项目中的开支都归入“其他支出”。这些支出主要包括电费、水费、电话费、上网费、保险费、租金、宣传广告费用、管理费用、资金利息，等等。

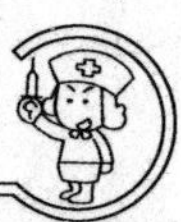

3. 资本性支出的费用化

企业发生的资本性支出，在其受益期内会随着生产经营的展开而被逐步计入相应的成本费用。

折旧：企业的机器、设备或车辆等尽管在使用过程中会保持原有的形态不变，但是它们的价值却随着不断被磨损而减少，这种价值的损耗叫作折旧，折旧须根据其发生的地点和用途分别计入间接成本或费用。厂房或机器设备的折旧由相应的产品或服务受益，属于间接成本，应通过一定标准分配计入产品或服务成本；办公用房的折旧直接计入费用。

摊销：企业购入的商标、专利权等会随着有效期限的减少，权利逐渐终结或消失，所以也应将其价值在受益期内分期摊销计入每期费用。

二、成本费用预测

每个创业者应该时刻关注企业发展的未来趋势，并做出正确的预测。通过企业的市场营销计划，创业者就能够清楚将要生产和销售多少产品，推出多少项服务内容。如果存在季节性变化，那么，市场销售量将要有哪些上生活下降，由此一来，企业的成本费用也会随之变化。所以，企业的创办者必须进行成本费用测算，以了解企业一年之中（至少一年）所发生的总成本费用情况，进而弄清楚企业计划中的销售收入是否足以回收成本费用。

创业案例 CHUANGYEANLI

看协和名医如何踏上互联网创业之路

龚晓明，医学博士，微博“大 V”，中国妇产科网、风信子 APP 创始人。

北京协和医院妇产科前副教授、硕士生导师；上海第一妇婴保健院妇科副主任暨妇科微创中心负责人；北京美中宜和医院坐诊专家。

2013 年 7 月底，龚晓明从工作了 15 年的协和辞职。2015 年，龚晓明正式宣布创业。

“3 天时间，要见 8 拨投资人，自从走上了创业这条路，我的角色就不仅仅是一个医生了。”2015 年 1 月 8 日，龚晓明在个人微信朋友圈感慨。

在接下来三天的行程里，他的忙碌似乎一点也没有减少。1 月 10 日，上午在北京美中宜和医院给病人做一个手术，下午 1 点去见新一拨投资人。1 月 11 日，在美中宜和全天出诊，晚上赶飞机去上海。当然，中间还接受了笔者的采访。

从医生到中国妇产科网创始人

把时间倒回 2000 年。对于互联网人来说，那绝对是不寻常的一年。

这一年，新浪、网易、搜狐三大门户先后上市。这一年，以科技股为代表的纳斯达克股市崩盘。“网络泡沫”破灭，全球互联网产业都进入“严冬”，全球至少 4854 家互联网公司被并购或者关门。

然而，就在这第一波互联网浪潮中，在千禧之年的元旦，中国妇产科网成立了。并且一直走到了现在，走了 15 年，早已成为国内著名的妇产科门户网站。而其创始人，只是一名进入北京协和医院工作还未满两年的年轻的妇产科医生。当然，他也是一名互联网爱好者，他就是龚晓明。一开始，和普通人一样，龚晓明也并不知道怎么做网站。但出于对互联网的浓厚兴趣，他自学了 FrontpagE. 网页制作等必备技能。2000 年 1 月 1 日，龚晓明在北京协和医院妇产科科室公告栏内贴了一则“妇产科学者之家”成立通知，这便是中国妇产科网的雏形。作为妇产科医生，龚晓明一边做医生，一边业余做网站。尽管技术并不怎么样，但内容却深受医生们的喜欢。这些年，他一直打动医生的，是给医生们提供在线教育的那条路上。包括免费课程、免费手术视频，等等。至少，这个平台对医生们是有价值的。也正是如此，网站也迅速被不少黄页所收藏。

2006 年，网站正式成立了运营公司，但是身为医生的龚晓明仍然要一个人兼职跑编辑、市场、销售、技术的活儿。2008 年，公司迎来第一个员工，2009 年网站才有了自己的办公室。2010 年，众多妇产科大牌专家都来参加了妇产科网成立 10 周年庆典，成为行业内的一大盛事。按照龚晓明的说法，网站一直是在缓慢稳步地前进着，收着一点小钱，做着为医生服务的事情，影响着全中国的妇产科医生。

目前，中国妇产科网的注册用户将达 46 万，同名的微信公众平台的医生用户也有 6 万多。据说，中国的妇产科医生加上助产士才 19 万。这就使得龚晓明和他的团队能 hold 住中国大部分的妇产科医生。

微博大 V 和微信科普达人

到了 2009 年 8 月，中国最大的门户网站新浪网推出“新浪微博”内测版，微博正式进入主流人群视野。半年后，龚晓明即以“龚晓明医生”的账号注册了新浪微博。并经常在上面结合自己的从医经验，以通俗亲民的语言风格，写一些科普类的文章和知识。

2012 年，龚晓明发了一条“宫颈糜烂不是病”的科普微博，被转发了 3 万多次。平时辛辛苦苦看半天门诊，受益的也只能有 30 个患者。但半天时间写成的一篇科普文章发到微博，却可以让千万人受益。他突然意识到科普的价值，从此更加致力于微博上的医学科普。2013 年，他被评为新浪微博十大最具影响力医生。目前，龚晓明的微博粉丝已达 64 万，成为医学界名副其实的微博“大 V”。

也是在同一时间，当微信逐渐风靡中国社交网络，龚晓明又成为第一个创建微信公众平台的医生。他的同名微信公众平台“龚晓明医生”在行业内的关注度极高，粉丝已高达 10 万。此外，他还利用了微信公众平台搭建了一个方便患者浏览的微官网，把他 2 年时间陆陆续续完成的 58 篇妇产科科普文章发在微信平台上方便患者查询。

龚晓明说，每当互联网上出现一个新鲜事物，他首先想的，是如何将互联网与医学结合起来，以及医生以后会受此怎样的影响。

十年磨一剑，终成“风信子”

“C 的事情我一直没有做，因为没有钱也没有人。不过我想，万一有一天有人做了医患 C 端的事情，创业 10 多年的妇产科网肯定完蛋。”当龚晓明不再仅仅是互联网爱好者，而经过时间的沉淀成为一名资深的互联网人的时候，他显然已经嗅到了危险信号。

众所周知，丁香园和好大夫在线都在做全科，龚晓明既不想跟他们做一样的东西，也觉得做不过他们。他想做差异化的东西，把在妇产科网上拥有的医生资源释放出来。产科医生服务的孕妇，是非常特殊的人群。怀孕不是生病，是一种服务，她们愿意为孕期花钱。龚晓明拿美中宜和举例，产科比妇科的消费就大很多。

公立医院排队三四个小时，看医生也就两三分钟，很多问题得不到解决。龚晓明想解决这个痛点，让孕妇和给她做产检的医生通过 APP 有个对接。这个想法龚晓明十年前就有了。

当时龚晓明的一个好朋友在协和生孩子，这位朋友产生一个感慨。他问龚晓明：“晓明啊，我老婆

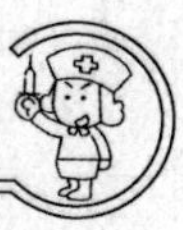

一有问题就给你打电话啦，那些没有认识医生的人怎么办啊？你应该做一个东西把你现在网站上的妇产科医生和孕妇对接起来，哪怕一个月付 1 000 块钱我都愿意的。”但那时候，龚晓明没有人没有钱也没有技术，对他来说，做 C 端几乎是不可能的事情，所以一沉就十年之后才做了。

2013 年底，龚晓明找到了一个合伙人，也接了一笔天使投资。2014 年 9 月，一款名叫“风信子”的孕期管理 APP 产品横空出世。

这是一款基于产科医生和孕妇之间的线下信任关系而产生的一种服务。强调是孕期产品 O2O 的模式，从 offline 的见面，到提供 online 的服务。孕妇可以在线上获得来自她们的产检医生的专业建议，也能预约产检医生的电话服务。此外，风信子还能帮孕妇记录孕期的事件，在孕妇相应孕周的时候，给她们推送在孕期想知道却没处知道的，包括文字、视频等形式的科普知识。

有着创业基因的浙江人

2013 年 7 月底，龚晓明在众人的惊讶中，从工作了 15 年的北京协和医院辞职。此时，他已经是北京协和医院的副教授、副主任医师、硕士生导师。不久，龚晓明受段涛院长的邀请，成为上海第一妇婴保健院妇科副主任暨微创中心负责人。2015 年初，龚晓明宣布将回北京创业。

龚晓明是浙江人。在他看来，很多浙江人都有创业的基因。

“浙江人打工的很少，浙江人在外地做老板的多，基本上都在创业。大家坐在饭局上，没几句话就讲到了怎么创业，有什么好项目啊什么的。”龚晓明想，他在医院当医生已经第 16 年啦，他今年 43 岁，还有多少年给自己做事儿呢？

“我离开北京，主要是因为医疗大环境、污染等原因。去到上海，是因为段涛院长的人格魅力太大了。我本来是想把网站扔给创业团队就行了，自己做我喜欢的医疗的事情，现在又没办法了。”对于龚晓明而言，中国妇产科网就像他的孩子一样。

有了“风信子”之后，龚晓明比以前更忙了。管理创业团队、谈融资、做手术、看病人……还要处理自己的生活琐事。“无论怎么忙，我仍然会做一个医生，做医生也是我幸福感的重要来源。做中国妇产科网这么一个专业的网站，需要很多专业的背景，没有医生这个抬头，我很难让众多医生跟着我们的平台走。无论是医疗还是互联网，我更在意的，是我可以做出多少让医患都能受益的改变。”

从 16 年前一名北京协和医院的妇产科医生，到如今的移动医疗 APP 的创业者。期间龚晓明也经历了不同的角色和身份。然而，他的创业之路就像一条奔腾的小河，虽有礁石偶遇，却也总是生生不息一往无前。“既然笃定了这条路，我就会走下去，我也没有别的路可走。”龚晓明说。

资料来源：搜狐网，http://www.sohu.com/a/852091_109008

课后练习 KEHOULIANXI

一、填空题

(1) ______表一般会列出各个会计要素在一个经营周期的期初数和期末数，通过数据对比，企业管理者对企业的资产负债情况将会有一个动态的了解，分析具体项目的变化增减趋势。

(2) 利息费用是指本期发生的全部应付利息，包括______的利息费用，长期负债中进入损益的利息费用以及进入固定资产原价中的资本化利息。

(3) 价值的衡量要考虑的是______而不是利润。

二、选择题

1. 单选题

(1) 以下股利政策中，有利于稳定股票价格，从而树立公司良好的形象，但股利的支付与盈余相脱节的是（　　）。

A. 剩余股利政策

B. 固定股利政策

C. 固定股利支付率政策

D. 正常股利加额外股利的政策

(2) 下列筹资活动不会加大财务杠杆作用的是（　　）。

A. 增发普通股　　B. 增发优先股

C. 增加银行借款　　D. 增发公司债券

(3) 表示资金时间价值的利息率是不考虑风险、不考虑通货膨胀的（　　）。

A. 银行同期贷款利率　　B. 银行同期存款利率

C. 社会资金平均利润率　　D. 加权平均资金成本率

(4) 由于市场利率变动，使投资人遭受损失的风险叫作（　　）。

A. 利息率风险　　B. 投资风险

C. 违约风险　　D. 流动性风险

(5) 个别资本成本计算中，不必考虑筹资费用影响因素筹资方式是（　　）。

A. 长期借款　　B. 发行债券

C. 发行股票　　D. 留存收益

2. 多选题

(1) 下列几个因素中，影响内含报酬率大小的是（　　）。

A. 市场利率　　B. 各年现金净流量

C. 投资项目有效年限　　D. 原始投资额

(2) 影响债券发行价格的决定性因素是债券票面利率与市场利率的关系。以下说法正确的有（　　）。

A. 当债券票面利率等于市场利率时，债券平价发行

B. 当债券票面利率高于市场利率时，债券溢价发行

C. 当市场利率高于债券票面利率时，债券溢价发行

D. 当市场利率低于债券票面利率时，债券折价发行

(3) 对信用标准进行定量分析的目的在于（　　）。

A. 确定信用期限

B. 确定折扣期限和现金折扣

C. 确定客户的拒付账款的风险即坏账损失率

D. 确定客户的信用等级，作为是否给予信用的依据

(4) 在完整的工业投资项目中，经营期期末（终结点）发生的净现金流量

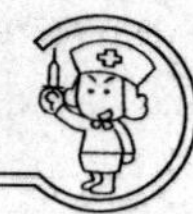

包括（　　）。

A. 回收流动资金　　B. 回收固定资产余值

C. 原始投资　　D. 经营期末营业净现金流量

（5）权益筹资方式与负债筹资方式相比，具有以下特点（　　）。

A. 有利于增强企业信誉　　B. 资金成本高

C. 容易分散企业的控制股　　D. 筹资风险大

三、名词解释

（1）企业财务报表

（2）企业财务管理

四、简答题

（1）简述企业财务管理目标优缺点。

（2）资本成本的含义及其作用

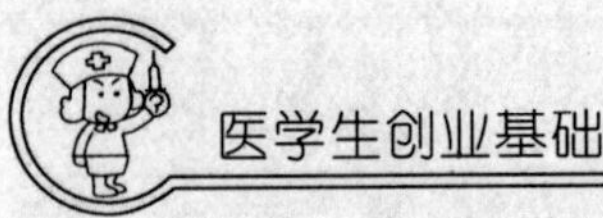

学习笔记 XUEXIBIJI

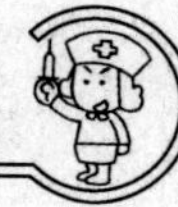

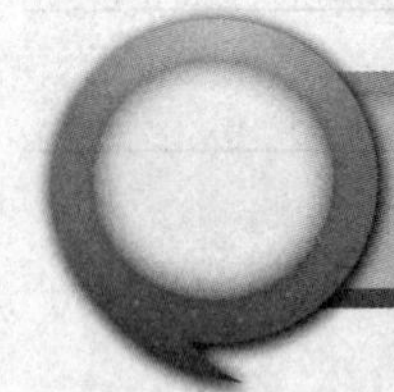

第十章　电子商务在创业中的运用

章节学习重点　ZHANGJIEXUEXIXHONGDIAN

（1）电子商务的定义、类型和特征。

（2）电子商务创业的运营模式和盈利模式。

（3）电子商务未来发展趋势。

（4）西部大学生如何把握电子商务创业。

学习目标　XUEXIMUBIAO

学习完本章，学生能够了解什么是电子商务，理解电子商务创业的运营模式和盈利模式及电子商务未来的发展趋势，最后能够帮助西部大学生学习正确的、全面的、科学的认识和把握电子商务创业。

达标标准　DABIAOBIAOZHUN

（1）能够陈述电子商务的含义。

（2）能够陈述电子商务的类型和特征。

（3）能够陈述电子商务创业的运营模式和盈利模式及电子商务未来的发展趋势。

（4）能够结合西部大学生的特点起草一份电子商务创业的方案。

第一节　电子商务的理论知识

一、电子商务定义

电子商务是以信息网络技术为手段，以商品交换为中心的商务活动；也可理解为在互联网、企业内部网和增值网上以电子交易方式进行交易活动和相关服务的活动，是传统商业活动各环节的电子化、网络化、信息化。

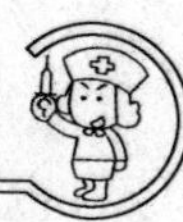

电子商务通常是指在全球各地广泛的商业贸易活动中，在因特网开放的网络环境下，基于浏览器/服务器应用方式，买卖双方不谋面地进行各种商贸活动，实现消费者的网上购物、商户之间的网上交易和在线电子支付以及各种商务活动、交易活动、金融活动和相关的综合服务活动的一种新型的商业运营模式。各国政府、学者、企业界人士根据自己所处的地位和对电子商务参与的角度和程度的不同，给出了许多不同的定义。

电子商务划分为广义和狭义的电子商务。广义的电子商务定义为，使用各种电子工具从事商务活动；狭义电子商务定义为，主要利用互联网从事商务或活动。无论是广义的还是狭义的电子商务的概念，电子商务都涵盖了两个方面：一是离不开互联网这个平台，没有了网络，就称不上电子商务；二是通过互联网完成的是一种商务活动。

狭义上讲，电子商务是指：通过使用互联网等电子工具（这些工具包括电报、电话、广播、电视、传真、计算机、计算机网络、移动通信等）在全球范围内进行的商务贸易活动。是以计算机网络为基础所进行的各种商务活动，包括商品和服务的提供者、广告商、消费者、中介商等有关各方行为的总和。人们一般理解的电子商务是指狭义上的电子商务。

广义上讲，电子商务一词源自于 Electronic Business，就是通过电子手段进行的商业事务活动。通过使用互联网等电子工具，使公司内部、供应商、客户和合作伙伴之间，利用电子业务共享信息，实现企业间业务流程的电子化，配合企业内部的电子化生产管理系统，提高企业的生产、库存、流通和资金等各个环节的效率。

二、构成要素

电子商务构成的四要素：商城、消费者、产品、物流。

(1) 买卖：各大网络平台为消费者提供质优价廉的商品，吸引消费者购买的同时促使更多商家的入驻。

(2) 合作：与物流公司建立合作关系，为消费者的购买行为提供最终保障，这是电商运营的硬性条件之一。

(3) 服务：电商三要素之一的物流主要是为消费者提供购买服务，从而实现再一次的交易。

三、关联对象

电子商务的形成与交易离不开以下四方面的关系：

1. 交易平台

第三方电子商务平台（以下简称第三方交易平台）是指在电子商务活动中为交易双方或多方提供交易撮合及相关服务的信息网络系统总和。

2. 平台经营者

第三方交易平台经营者（以下简称平台经营者）是指在工商行政管理部门登记注

册并领取营业执照，从事第三方交易平台运营并为交易双方提供服务的自然人、法人和其他组织。

3. 站内经营者

第三方交易平台站内经营者（以下简称站内经营者）是指在电子商务交易平台上从事交易及有关服务活动的自然人、法人和其他组织。

4. 支付系统

支付系统是由提供支付清算服务的中介机构和实现支付指令传送及资金清算的专业技术手段共同组成，用于实现债权债务清偿及资金转移的一种金融安排，有时也称为清算系统。

电子商务，有门户网站经营比较完善信息流、资金流、物流等。

四、范围与类型

1. 范围

电子商务，涵盖的范围很广，一般可分为代理商、商家和消费者（Agent、Business、Consumer，ABC）企业对企业（Business－to－Business，B2B），企业对消费者（Business－to－Consumer，B2C），个人对消费者（Consumer－to－Consumer，C2C），企业对政府（Business－to－Government，B2G），线上对线下（Online To Offline，O2O），商业机构对家庭（Business To Family，B2F），供给方对需求方（Provide to Demand，P2D），门店在线（Online to Partner，O2P）等 8 种模式，其中主要的有 B2B 和 B2C 两种模式。消费者对企业（Consumer－to－Business，即 C2B）也开始兴起，并被马云等认为是电子商务的未来。随着国内 Internet 使用人数的增加，利用 Internet 进行网络购物并以银行卡付款的消费方式已日渐流行，市场份额也在迅速增长，电子商务网站也层出不穷。电子商务最常见之安全机制有 SSL（安全套接层协议）及 SET（安全电子交易协议）两种。

2. 类型

按照商业活动的运行方式，电子商务可以分为完全电子商务和非完全电子商务。

按照商务活动的内容，电子商务主要包括间接电子商务（有形货物的电子订货和付款，仍然需要利用传统渠道如邮政服务和商业快递车送货），和直接电子商务（无形货物和服务，如某些计算机软件、娱乐产品的联机订购、付款和交付，或者是全球规模的信息服务）。

按照开展电子交易的范围，电子商务可以分为区域化电子商务、远程国内电子商务、全球电子商务。

按照使用网络的类型，电子商务可以分为基于专门增值网络（EDI）的电子商务、基于互联网的电子商务、基于 Intranet 的电子商务。

按照交易对象，电子商务可以分为企业对企业的电子商务（B2B），企业对消费者

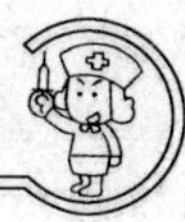

的电子商务（B2C），企业对政府的电子商务（B2G），消费者对政府的电子商务（C2G），消费者对消费者的电子商务（C2C），企业、消费者、代理商三者相互转化的电子商务（ABC），以消费者为中心的全新商业模式（C2B2S），以供需方为目标的新型电子商务（P2D）。

（1）ABC。ABC＝Agent、Business、Consumer。ABC 模式是新型电子商务模式的一种，被誉为继阿里巴巴 B2B 模式、京东商城 B2C 模式以及淘宝 C2C 模式之后电子商务界的第四大模式。它由代理商、商家和消费者共同搭建的集生产、经营、消费为一体的电子商务平台。三者之间可以转化。大家相互服务，相互支持，你中有我，我中有你，真正形成一个利益共同体。

（2）B2B。B2B＝Business to Business。商家（泛指企业）对商家的电子商务，即企业与企业之间通过互联网进行产品、服务及信息的交换。通俗的说法是指进行电子商务交易的供需双方都是商家（或企业、公司），他们使用 Internet 的技术或各种商务网络平台（如拓商网），完成商务交易的过程。这些过程包括：发布供求信息，订货及确认订货，支付过程，票据的签发、传送和接收，确定配送方案并监控配送过程等。

（3）B2C。B2C＝Business to Customer。B2C 模式是中国最早产生的电子商务模式，如今的 B2C 电子商务网站非常的多，比较大型的有天猫商城、京东商城、一号店、亚马逊、苏宁易购、国美在线等。

（4）C2C。C2C＝Consumer to Consumer。C2C 同 B2B，B2C 一样，都是电子商务的几种模式之一。不同的是 C2C 是用户对用户的模式，C2C 商务平台就是通过为买卖双方提供一个在线交易平台，使卖方可以主动提供商品上网拍卖，而买方可以自行选择商品进行竞价。

（5）B2M。B2M＝Business to Manager。B2M 是相对于 B2B，B2C，C2C 的电子商务模式而言，是一种全新的电子商务模式。而这种电子商务相对于以上三种有着本质的不同，其根本的区别在于目标客户群的性质不同，前三者的目标客户群都是作为一种消费者的身份出现，而 B2M 所针对的客户群是该企业或者该产品的销售者或者为其工作者，而不是最终消费者。

（6）B2G（B2A）。B2G＝Business to Government。B2G 模式是企业与政府管理部门之间的电子商务，如政府采购，海关报税的平台，国税局和地税局报税的平台等。

（7）M2C。M2C 是针对 B2M 的电子商务模式而出现的延伸概念。B2M 环节中，企业通过网络平台发布该企业的产品或者服务，职业经理人通过网络获取该企业的产品或者服务信息，并且为该企业提供产品销售或者提供企业服务，企业通过经理人的服务达到销售产品或者获得服务的目的。

（8）O2O。O2O＝Online to Offline。O2O 是新兴起的一种电子商务新商业模式，即将线下商务的机会与互联网结合在了一起，让互联网成为线下交易的前台。这样线下服务就可以用线上来揽客，消费者可以用线上来筛选服务，还有成交可以在线结算，很快达到规模。该模式最重要的特点是：推广效果可查，每笔交易可跟踪。如以美乐乐的O2O模式为例，其通过搜索引擎和社交平台建立海量网站入口，将在网络的一批家居网购消费者吸引到美乐乐家居网，进而引流到当地的美乐乐体验馆。线下体验馆则承担产品展示与体验以及部分的售后服务功能。

(9) C2B。C2B＝Customer to Business。C2B是电子商务模式的一种，即消费者对企业。最先由美国流行起来的C2B模式也许是一个值得关注的尝试。C2B模式的核心，是通过聚合分散分布但数量庞大的用户形成一个强大的采购集团，以此来改变B2C模式中用户一对一出价的弱势地位，使之享受到以大批发商的价格买单件商品的利益。

10. P2D

P2D＝Provide to Demand

P2D是一种全新的、涵盖范围更广泛的电子商务模式，强调的是供应方和需求方的多重身份，即在特定的电子商务平台中，每个参与个体的供应面和需求面都能得到充分满足，充分体现特定环境下的供给端报酬递增和需求端报酬递增。

(11) B2B2C。B2B2C＝Business To Business To Customers。所谓B2B2C是一种新的网络通信销售方式。第一个B指广义的卖方（即成品、半成品、材料提供商等），第二个B指交易平台，即提供卖方与买方的联系平台，同时提供优质的附加服务，C即指买方。卖方可以是公司，也可以是个人，即一种逻辑上的买卖关系中的卖方。

(12) C2B2S。C2B2S＝Customer to Business-Share。C2B2S模式是C2B模式的进一步延升，该模式很好地决了C2B模式中客户发布需求产品初期无法聚集庞大的客户群体而致使与邀约的商家交易失败。全国首家采用该模式的平台：晴天乐客。

(13) B2T。国际通称B2T（Business To Team），是继B2B，B2C，C2C后的又一电子商务模式。即为一个团队向商家采购。团购B2T，本来是“团体采购”的定义，而今，网络的普及让团购成为很多中国人参与的消费革命。网络成为一种新的消费方式所谓网络团购，就是互不认识的消费者，借助互联网的“网聚人的力量”来聚集资金，加大与商家的谈判能力，以求得最优的价格。尽管网络团购的出现只有短短两年多的时间，却已经成为在网民中流行的一种新消费方式。据了解，网络团购的主力军是年龄25～35岁的年轻群体，在北京、上海、深圳等大城市十分普遍。

五、 特征和功能

1. 特征

从电子商务的含义及发展历程可以看出电子商务具有如下基本特征：

(1) 普遍性。电子商务作为一种新型的交易方式，将生产企业、流通企业以及消费者和政府带入了一个网络经济、数字化生存的新天地。

(2) 方便性。在电子商务环境中，人们不再受地域的限制，客户能以非常简捷的方式完成过去较为繁杂的商业活动。如通过网络银行能够全天候地存取账户资金、查询信息等，同时使企业对客户的服务质量得以大大提高。在电子商务商业活动中，有

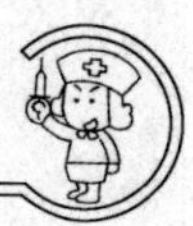

大量的人脉资源开发和沟通，从业时间灵活，完成公司要求，有钱有闲。

(3) 整体性。电子商务能够规范事务处理的工作流程，将人工操作和电子信息处理集成为一个不可分割的整体，这样不仅能提高人力和物力的利用率，也可以提高系统运行的严密性。

(4) 安全性。在电子商务中，安全性是一个至关重要的核心问题，它要求网络能提供一种端到端的安全解决方案，如加密机制、签名机制、安全管理、存取控制、防火墙、防病毒保护，等等，这与传统的商务活动有着很大的不同。

(5) 协调性。商业活动本身是一种协调过程，它需要客户与公司内部、生产商、批发商、零售商间的协调。在电子商务环境中，它更要求银行、配送中心、通讯部门、技术服务等多个部门的通力协作，电子商务的全过程往往是一气呵成的。

2. 功能

电子商务可提供网上交易和管理等全过程的服务。因此，它具有广告宣传、咨询洽谈、网上定购、网上支付、电子账户、服务传递、意见征询、交易管理等各项功能。

(1) 广告宣传。电子商务可凭借企业的 Web 服务器和客户的浏览，在 Internet 上发布各类商业信息。客户可借助网上的检索工具迅速地找到所需商品信息，而商家可利用网上主页和电子邮件在全球范围内做广告宣传。与以往的各类广告相比，网上的广告成本最为低廉，而给顾客的信息量却最为丰富。

(2) 咨询洽谈。电子商务可借助非实时的电子邮件，新闻组和实时的讨论组来了解市场和商品信息、洽谈交易事务，如有进一步的需求，还可用网上的白板会议(WhiteboardConference) 来交流即时的图形信息。网上的咨询和洽谈能超越人们面对面洽谈的限制、提供多种方便的异地交谈形式。

(3) 网上订购。电子商务可借助 Web 中的邮件交互传送实现网上的订购。网上的订购通常都是在产品介绍的页面上提供十分友好的订购提示信息和订购交互格式框。当客户填完订购单后，通常系统会回复确认信息单来保证订购信息的收悉。订购信息也可采用加密的方式使客户和商家的商业信息不会泄露。

(4) 网上支付。电子商务要成为一个完整的过程。网上支付是重要的环节。客户和商家之间可采用信用卡账号实时支付。在网上直接采用电子支付手段将可省略交易中很多人员的开销。网上支付将需要更为可靠的信息传输安全性控制以防止欺骗、窃听、冒用等非法行为。

(5) 电子账户。网上的支付必须要有电子金融来支持，即银行或信用卡公司及保险公司等金融单位要为金融服务提供网上操作的服务。而电子账户管理是其基本的组成部分。信用卡号或银行账号都是电子账户的一种标志。而其可信度需配以必要技术措施来保证，如数字凭证、数字签名、加密等，这些手段的应用提供了电子账户操作的安全性。

(6) 服务传递。对于已付了款的客户应将其订购的货物尽快地传递到他们的手中。而有些货物在本地，有些货物在异地，电子邮件将能在网络中进行物流的调配。而最适合在网上直接传递的货物是信息产品。如软件、电子读物、信息服务等。它能直接从电子仓库中将货物发到用户端。

(7) 意见征询。电子商务能十分方便地采用网页上的“选择”“填空”等格式文件来收集用户对销售服务的反馈意见。这样使企业的市场运营能形成一个封闭的回路。客户的反馈意见不仅能提高售后服务的水平，更使企业获得改进产品、发现市场的商业机会。

(8) 交易管理。整个交易的管理将涉及人、财、物多个方面，企业和企业、企业和客户及企业内部等各方面的协调和管理。因此，交易管理是涉及商务活动全过程的管理。电子商务的发展，将会提供一个良好的交易管理的网络环境及多种多样的应用服务系统。这样，能保障电子商务获得更广泛的应用。

六、运营和盈利

1. 运营

(1) 综合商城。

①综合商城。商城，谓之城，自然城中会有许多店。是的，综合商城就如我们平时进入天河城、正佳等现实生活中的大商城一样。商城一楼可能是一级品牌，然后二楼是女士服饰，三楼男士服饰，四楼运动装饰，五楼手机数码，六楼特价……将N个品牌专卖店装进去，这就是商城。而后面的淘宝商城也是这个形式，它有庞大的购物群体，有稳定的网站平台，有完备的支付体系，诚信安全体系（尽管仍然有很多不足），促进了卖家进驻卖东西，买家进去买东西。如同传统商城一样，淘宝自己是不卖东西的，是提供了完备的销售配套。而线上的商城，在人气足够，产品丰富，物流便捷的情况下，其成本优势，二十四小时的不夜城，无区域限制，更丰富的产品，等等优势，体现着网上综合商城，即将获得交易市场的一个角色。

②专一整合型。

·百货商店。商店，谓之店，说明卖家只有一个；而百货，即是满足日常消费需求的丰富产品线。这种商店是自有仓库，以备更快的物流配送和客户服务。

·垂直商店。垂直商店，服务于某些特定的人群或某种特定的需求，提供有关这个领域需求的全面及更专业的服务。

(2) 衔接通道型。厂商与电子商务（Manufacturers to E－commerce，M2E），是驾驭在电子商务上的一种新型行业。是一个以节省厂商销售成本和帮助中小企业的供应链资源整合的运作模式。2007年美国电商峰会上由知名经济学家提出，在国内代表企业有广州点动信息科技有限公司。

(3) 服务型网店。“亦得代购，购遍全球。”亦得可以帮你到全世界各地去购买你想要的产品，并以收取适量的服务费盈利。

服务型的网店越来越多，都是为了满足人们不同的个性需求，甚至是帮你排队买电影票，都有人交易，很期待见到更多的服务形式的网店。

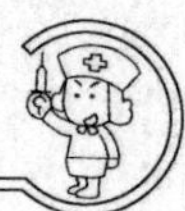

(4) 导购引擎型。网友们可以通过这里分享到笔友的产品体验点评，笔友们也热衷于将自己用过的产品体验告诉给更多的网友。

作为 B2C 的上游商，给商家们带去客户。服务业必须站在消费者的角度。这才是王道。爱比网力争成为电商有效的流量采购平台，并以降低高品质 B2C 商家们的营销成本。

(5) 社交电商。社交电子商务（Social commerce），是电子商务的一种新的衍生模式。它借助社交媒介、网络媒介的传播途径，通过社交互动、用户自生内容等手段来辅助商品的购买和销售行为。在 Web2.0 时代，越来越多的内容和行为是由终端用户来产生和主导的，比如博客、微博。一般可以分为 2 类。一类是专注于商品信息的，主要是通过用户在社交平台上分享个人购物体验、在社交圈推荐商品的应用。另一类是比较新的模式，通过社交平台直接介入了商品的销售过程，这类是让终端用户也介入到商品销售过程中，通过社交媒介来销售商品。

(6) 团购模式。团购（Group purchase）就是团体线上购物，指认识或不认识的消费者联合起来，加大与商家的谈判筹码，会取得最优价格的一种购物方式。根据薄利多销的原则，商家可以给出低于零售价格的团购折扣和单独购买得不到的优质服务。团购作为一种新兴的电子商务模式，通过消费者自行组团、专业团购网、商家组织团购等形式，提升用户与商家的议价能力，并极大程度地获得商品让利，引起消费者及业内厂商、甚至是资本市场关注。团购的商品价格更为优惠，尽管团购还不是主流消费模式，但它所具有的爆炸力已逐渐显露出来。团购的主要方式是网络团购。

(7) 线上线下。线上订购、线下消费是 O2O 的主要模式，是指消费者在线上订购商品，再到线下实体店进行消费的购物模式。这种商务模式能够吸引更多热衷于实体店购物的消费者，传统网购的以次充好、图片与实物不符等虚假信息的缺点在这里都将彻底消失。传统的 O2O 核心是在线支付，是将 O2O 经过改良，把在线支付变成线下体验后再付款，消除消费者对网购诸多方面不信任的心理。消费者可以在网上的众多商家提供的商品里面挑选最合适的商品，亲自体验购物过程，不仅放心有保障，而且也是一种快乐的享受过程。

(8) 其他模式。由于商务活动时刻运作在我们每个人的生存空间。因此，电子商务的范围波及人们的生活、工作、学习及消费等广泛领域，其服务和管理也涉及政府、工商、金融及用户等诸多方面。Internet 在逐渐渗透到每个人的生活中，而各种业务在网络上的相继展开，也在不断推动电子商务这一新兴领域的昌盛和繁荣。电子商务可应用于小到家庭理财、个人购物，大至企业经营、国际贸易等诸方面。具体地说，其内容大致可以分为三个方面：企业间的商务活动、企业内的业务运作以及个人网上服务。

2. 盈利

(1) B2B 模式的盈利方式。B2B 应该是我国目前盈利状况最好的电子商务商业模式。B2B 模式主要是通过互联网平台聚合众多的企业商家，形成买卖的大信息海洋，买家与卖家在平台上选择交易对象，通过在线电子支付完成交易。企业间的电子商务是电子商务三种模式中最值得关注和探讨的，因为它最具有发展的潜力。目前国内该模式包括两种类型，一种是大型企业自建B2B电子商务网站来开展电子商务，企业通过电子商务来降低成本、提高销售量，如海尔、联想等推出的网上采购和网上分销。另一种是第三方电子商务平台，我国中小企业有3000多万，由于中小企业自身条件的限制，拥有网站的只有200多万家。第三方电子商务平台又分为两种类型：综合性平台。指可服务于多个行业与领域的电子商务网站，如阿里巴巴、网盛生意宝、慧聪网、环球资源网、中国供应商等；行业垂直性平台。指定位于某一特定专业领域的电子商务网站。如中国化工网、中国医药网、中国服装网、中国纺织网、机电之家等。

主要的盈利方式：广告、搜索、交易、增值服务、线下服务、商务合作，等等。

(2) B2C模式的盈利方式。B2C模式是我国最早产生的电子商务模式，以8848网上商城正式运营为标志。B2C即企业通过互联网为消费者提供一个新型的购物环境——网上商店，消费者通过网络在网上购物、在网上支付。由于这种模式节省了客户和企业的时间和空间，大大提高了交易效率，特别对于工作忙碌的上班族，这种模式可以为其节省宝贵的时间。起初在网上出售的商品特征也非常明显，仅仅局限于一些特殊商品，例如图书、音像制品、数码类产品、鲜花、玩具，等等。这些商品对购买者视、听、触、嗅等感觉体验要求较低。但是发展到现在，像服装、音响设备、香水、电脑、手机等商品也开始在网上销售，目前B2C电子商务的付款方式主要是是货到付款与网上支付相结合，而大多数企业的配送选择物流外包方式以节约运营成本。

主要的盈利模式：销售本行业产品、销售衍生产品、产品租赁、拍卖、销售平台、特许加盟、会员、上网服务、信息发布、为企业发布广告、为业内厂商提供咨询服务。

(3) C2C模式的盈利方式。C2C这种模式的产生以1998年易趣网成立为标志，目前采用C2C模式的主要有eBay易趣、淘宝、拍拍等公司。C2C电子商务模式是一种个人对个人的网上交易行为，目前C2C电子商务企业采用的运作模式是通过为买卖双方搭建拍卖平台，按比例收取交易费用，或者提供平台方便个人在上面开店铺，以会员制的方式收费。零售电子商务的三个基本要素是信息流、物流与资金流，C2C已经基本解决，目前真正的难点在于交易信用与风险控制。互联网突破了地域的局限，把全球变成一个巨大的“地摊”，而互联网的虚拟性决定了C2C的交易风险更加难以控制。这时，交易集市的提供者必须处于主导地位，必须建立起一套合理的交易机制，一套有利于交易在线达成的机制。eBay在美国能够发展得如此快，除了PayPal这套支付工具外，与美国社会完善的信用体系是分不开的。在美国的C2C交易中，PayPal既扮演着收单商家，又扮演了银行的角色，这种双重角色使得PayPal聚拢了买方与卖方的大量资金，掌握着买卖双方的交易与信用状况。我国电子商务网站推出的“支付宝”“安付通”等支付工具以及赔付制度在很大程度上改善了这种购买信任危机，但C2C市场要想彻底突破这些制约仍需要较长时间的培育过程。

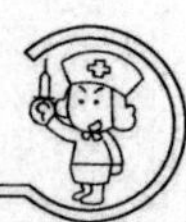

第二节　电子商务未来发展趋势

21纪是信息化的时代，第三产业在各国的比重不断上升，特别是服务业，信息服务业成为21世纪的主导产业，这导致了电子商务的产生和发展，在全球信息化大势所趋的影响下，各国的电子商务不断的改进和完善，电子商务成为各个国家和各大公司争夺的焦点。研究探讨电子商务现状和制定实施恰当的电子商务的政策问题就十分迫切。而在我国，计算机与网络技术的普及与发展，电子商务迅速崛起，众多的信息技术企业、风险投资公司、生产流通企业纷纷开展电子商务。

电子商务已成为二十一世纪人类信息世界的核心，也是网络应用的发展方向，具有无法预测的增长前景。电子商务还将构筑二十一世纪新型的经济贸易框架。大力发展电子商务，对于国家以信息化带动工业化的战略，实现跨越式发展，增强国家竞争力，具有十分重要的战略意义。

中国电子商务市场至少还需要5年才能进入成熟期，因为移动互联网正在改变游戏规则和行业模式，行业产业链的整合步伐正在加快，各种传统企业正在向电子商务迈进。诚如马云所说的："十年之后中国将没有电子商务，理由是电子商务将彻底地融入所有企业的血液当中，成为企业日常运作的一部分。"各种电子商务模式在移动互联网的催化下，在"后工业时代"必将走向融合，多维一体的电子商务时代就是未来的趋势。这不仅是B2B与C2C，B2C互相融合，而且还与搜索引擎、门户网站、即时通讯、社区博客、电信运营商、手机电脑等终端厂商，甚至是传统行业的企业融合，达到互相依存、互相带动的效果。所以，不管是什么样的行业、什么样的企业，从以下四个电子商务模式的发展趋势中，或许可以找到企业未来的方向。

一、B2B：全新的商业生态圈

目前的B2B网站多如牛毛，但真正给商家带来实际效益的为数不多，原因很简单，当越来越多的企业把业务搬到互联网上之后，实际上和地面业务的竞争同样残酷，B2B网站只不过是一个提供了厂房和水电煤等硬件的电子载体，企业要想获得实际收益，必须依靠过硬的产品、内部管理和营销手段来达成目标。

所以，B2B网站的价值在于为在线的商家提供人性化的应用体验、精准的营销解决方案和有效的企业发展援助。如阿里巴巴联合中国投资担保有限公司和建设银行，开始为全国网商提供全面的网络贷款服务，到2009年6月底，阿里巴巴已经帮助1390家中小企业获得26亿元的贷款，帮助企业渡过金融危机。在金融危机来临的时候，马云告诉他的员工都要走出去，必须更清楚地帮助客户，因为一个坏日子就要到来。正是马云时刻保持着危机感和不满足，才使阿里巴巴的营销创新总是走在行业前列。

早期加入阿里巴巴的会员尝到了大甜头，因为竞争商家少，国外买家的询盘很容易一拍即合，但是随着用户数量的不断增加，竞争愈加激烈，B2B 网站必须在功能和应用上寻求创新，真正帮助用户成长。

二、B2C：大而全的超级卖场

未来 B2C 网站所卖的产品种类将远超沃尔玛、家乐福等大卖场，同时，营业辐射的地域更广，顾客寻找和购买商品更加便捷，付款更快，产品价格更低。所以 B2C 模式近年来倍受风险资本青睐，各种类型、各种行业的 B2C 网站不断跃入我们的眼帘，传统企业如宝洁、李宁、优衣库也开始了 B2C 的垂直销售模式。

B2C 模式可以用更低的营销成本，向消费者陈列更多的产品种类，提供更多的产品规格、用户口碑等信息，所以，只要把握三个关键点就很容易一炮走红：①深化用户体验，把网络购物的愉悦感觉做到极致，把网络应用的每个细节做到最人性化，用户的黏性才会大大提高，重复购买的难题才能更好地解决；②商品特征一定要鲜明，在性价比上一定要有竞争力，否则很难在同行中脱颖而出；③网站的营销，不求铺天盖地，但求精准定位、即时沟通、良性互动、传播正面口碑。

三、C2C：基于买卖的超级社区

从更深层次的意义上说，C2C 模式更像一个巨大的网络社区，各种各样的人为了创业，或为增加额外收入而走到一起，在推销产品的同时，拉动相关产业如物流业、批发业的发展，甚至延伸出专门为网店“装修”的专业公司和人才，实现网友之间的交流和互动。所以，在互联网行业，有人气的地方就有商机，有流量的网站就有钱途，淘宝的成长奇迹正说明了这一点。

当许多人在 QQ、MSN 签名留下自己的网店链接、当很多人因为朋友的鼓动开始第一次网购、当太多的人因为网购而拥有自己的网店，每天不亦乐乎地挂着旺旺、打理网店、回复留言、发送快递的时候，C2C 已经潜移默化地成为网民的生活习惯，而“形成习惯”显然是电子商务网站最渴望得到的结果。

同样，C2C 网站也需要不断提升用户体验，而且必须是买家和卖家的用户体验都要考虑到，比如要让买家快速而且满意地在成千上万的店铺中找到想要的商品，为买家提供更多的店铺信息、店铺口碑、商品对比等，为卖家提供诸如“数据库营销”“旺铺装修”“直通车”“超级卖霸”这样的增值营销服务，一个小众化的商业生态平台才算得上完整。目前的 C2C 网站已经开始演变成一个虚拟城市，有知名品牌的商家，也有小到摆地摊式的卖家，有高达上万元的奢侈品，也有低至几块钱的小玩意儿，如何打造一个舒适性、有活力的“城市”，将是 C2C 平台的重中之重。

四、C2B：定制化消费时代来临

C2B 是在美国率先流行起来的电子商务模式之一，目前还没有中国企业真正尝试 C2B 模式，C2B 模式的核心是通过聚合庞大数量的用户群，以此形成一个强大的采购

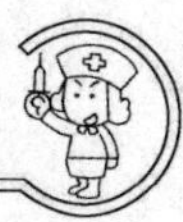

集团，而凭借规模效应来改变买方在消费中的弱势地位，使之可以主动地享受到物美价廉的商品。实际上，团购就是典型的C2B模式，只不过它是C2B的初级阶段，个性化定制才是C2B的终极目标。

马云认为C2B模式一定会成为电子商务产业升级的未来，就是以消费者为导向，把消费者融入产品研发、产品创新的过程中，定制化生产个性化产品，满足不同消费者的不同需求，同时网络销售的商品让生产厂家的利润提高，价格战减少、中间渠道消失。反过来，卖家的信用更加具有透明度，更受消费者尊重。

应该说，这是电子商务行业的最高境界。对于生产厂家而言，必须有足够的能力提供个性化定制产品，并承受更高的成本，做到更精准的营销，对于买家来说，则要接受更高的产品价格，而对于C2B商务平台来说更是一个巨大的挑战，既要整合有定制能力的厂家，又必须协助其精准地找到有个性化需求的受众。

所以，C2B实现的前提是中国的电子商务进入到一个相对成熟的阶段，有待于社会诚信体系的建立、大部分传统企业普及电子商务、平民百姓把网购当作生活必需的事情。目前，中国电子商务还不是真正意义上的电子商务，因为只有当电子商务与传统行业紧密结合，才能真正迸发出巨大的发展潜力和空间。

“未来10年，阿里巴巴要为1000万家企业提供平等的平台、要创造1亿个就业机会、要为全球10亿人提供消费平台。”——这是马云的豪言壮语？还是中国电子商务未来趋势可以量化的重要数字？

然而，去年网交会传来的信息着实令人振奋：在2009年9月11日开幕的杭州第二届网货交易会上，仅仅三天时间，现场成交额2659.42万元，订单成交额1.9763亿元，网交会现场及同期活动总人数达150029人。在金融危机的背景下，这些数据对于中小企业和中国电子商务来说意味着什么呢？看来，阿里巴巴的梦想并不遥远。

第三节 西部大学生如何把握电子商务创业

一、国内电子商务成功案例

1. 海尔的成功

网络经济时代的到来，企业如何发展，是一个崭新而迫切的问题。海尔从1999年4月开始了“三个方向的转移”。第一是管理方向的转移（从直线职能性组织结构向业务流程再造的市场链转移）；第二是市场方向的转移（从国内市场向国外市场转移）；第三是产业的转移（从制造业向服务业转移）。这些都为海尔开展电子商务奠定了必要的基础。

海尔与众不同的电子商务模式：以通过电子商务手段更进一步增强海尔在家电领域的竞争优势，不靠提高服务费来取得盈利，而是以提高在B2B的大量的交易额和

B2C 的个性化需求方面的创新。

2000 年 3 月 10 日，海尔投资成立电子商务有限公司。4 月 18 日海尔电子商务平台开始试运行，6 月份正式运营。截止到 12 月 31 日，B2B 的采购额已达到 77.8 亿元，B2C 的销售额已达到 608 万元。

海尔电子商务从两个重要的方面促进了新经济的模式运作的变化。一是 B2B（企业对企业）的电子商务来说，他促使外部供应链取代自己的部分制造业务；通过 B2B 业务，仅分给供方的成本的降低就收益 8%～12%。从 B2C 的电子商务的角度，它促进了企业与消费者的继续深化的交流，这种交流全方位提升了企业的品牌价值。

海尔启用电子商务采购系统后，可以在网上参加招投标、查订单、跟踪订单，等等工作，大大节省了人力、物力和财力，真是一个公开、公平、高效的平台。而且客户也有更多的时间来了解海尔的需求，为公司招揽更多的业务。

海尔拥有比较完备的营销系统，在全国大城市有 40 多个电话服务中心，1 万多个营销网点，甚至延伸到 6 万多个村庄。这就是为什么有些网站对订货的区域有限制而海尔是可以在全国范围内实现配送的原因。

1995 年，海尔的销售额是世界五百强入围标准的 1/18，1996 年是 1/12，1997 年是 1/6，1998 年是 1/4，2004 年海尔 32 亿美元的销售额已是入围标准的 1/3，比原计划提前进入世界 500 强。

海尔属于网络直销模式。即海尔从自己的工厂通过互联网直接接触最终用户。直接了解客户的需求，以便更好地把握市场动态，极大可能的节约成本，更好地向客户提供服务。

海尔集团于 2000 年投资成立海尔电子商务有限公司，是国内第一个成立电子商务公司的企业。

(1) 在线直销。海尔网上商城是完全由海尔集团建立经营的。它利用海尔现有的销售、配送体系，为广大用户提供优质的产品销售服务。

(2) 网上购买。顾客通过海尔网上商城系统，直接订购商品，再通过现有的销售、配送与服务体系，送货上门或者邮寄到客户家里。

(3) 网上支付。目前海尔网上商城提供支付宝、财付通进行网上支付。支付完成进行配送，24 小时限时到达。

2. 阿里巴巴的成功

阿里巴巴集团的独资子公司阿里巴巴公司是全球和中国国内贸易领域领先的企业间电子商务（B2B）网上交易市场。

2009 年上半年营收 17.149 亿元人民币。国内交易平台有注册用户 3331 万，438 万家企业网站/商铺。国际交易平台有注册用户 946 万，遍及全球 240 个国家/地区，112 万家企业网站/商铺。

阿里巴巴定位在为小公司或小批发商提供服务上。正是这种战略，使阿里巴巴迅速发展成有来自 190 多个国家和地区的成千上万的商人买卖各种商品的大市场。阿里

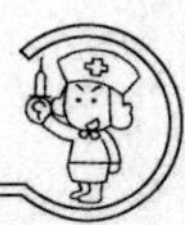

巴巴是电子商务信息服务的第三方平台提供商。阿里巴巴实行会员制度，主要展开“诚信通”会员和“中国供应商”会员有偿服务。会员可以通过网站阅读行业新闻，了解行业市场动态，及时掌握同求状况，查询和发布供求消息。会员采购商和供应商通过阿里巴巴网站进行自由供需对接，达成企业间的合作与贸易。阿里巴巴作为平台提供者不介入会员企业间的交易行为。阿里巴巴网站分为中文、国际（英文）和日文网站。后增加淘宝网和支付宝网站，共5个站点。

在发展基于Web交易模式的电子商务的同时还积极开发基于IM软件向下拓展，开发了阿里旺旺，并且确保了两者的相互整合及运用，进一步使得传统意义上的网页电子商务模式往软件类发展，并且在阿里旺旺上出现了类似于ERP的一些基础功能(在此之前，国内知名软件厂商用友、金蝶已经被绑上阿里巴巴的扩张战车)。进一步占领了市场，使得交易的流程更加清晰可见和明确，这一点纷纷被广大的电子商务网站效仿。

二、国内电子商务失败案例

1. 美特斯邦威

2010年，时尚服饰美特斯邦威旗下的邦购网上线，集合了网络购物、时尚资讯和互动社区等多个板块。当时信心十足，非常乐观地宣称，“时尚、快乐购物就从邦购开始!”“无论您在何地，轻点鼠标，丰富多元、快速变化的时尚品将会让您第一时间体验到惊喜和购物愉悦。”

美特斯邦威希望正式从传统渠道，走向传统渠道与电子商务渠道结合并行的双渠道模式，为此美特斯邦威还同时推出全新的线上品牌——AMPM。据悉，2011年1月3日，邦购网的日销售突破了30万，日交易量超过1000单，每单平均价值超过300元。

但谁也没有意料到，在之后短短一年不到的时间，美特斯邦威发布公告称，因盈利难以保障，公司决定停止运营电子商务业务，网购平台交由控股股东打理。无论是资源配置、物流配送，还是营销运营都无法适应邦购网的发展需求，特别是面对专业B2C的打压，只有招架之功，根本没有还手之力。无可奈何，邦购网只能在6000多万白白打了水漂之后于2011年10月黯然收场。

美特斯邦威电子商务失败的最大原因，是对电商困难估计不足，以及电子商务人才的缺乏。美特斯邦威在其传统门店的发展过程中，建立了强大的物流配套设施，但是线下物流与电子商务所要求的并非完全匹配，而且美特斯邦威自始至终都没有有效地解决资源配置等方面的问题。此外，在电子商务筹备以及运营中，美特斯邦威三度更换域名，网站的技术也没有很好地支撑大规模用户的涌入，极大地影响了用户体验，才导致了最后的惨败。

2. 永辉超市

2013年4月，以经营生鲜农产品著称的永辉超市上线自己的生鲜类电商网站“半边天”，并启用 yhbbt.com 五字母域名，提供四种产品组合，包括精品膳食（A）、精选膳食（B）、素食养生（A）、素食养生（B）。从配送地区看，永辉超市在江、浙、沪地区展开试点，并提供货到付款服务。但是试水不足两个月之后，2013 年 6 月在永辉超市官网“半边天”的标签已被撤去，网站也已经无法访问。

永辉超市短短不到两个月的电商之路，就以失败而告终，说明永辉超市并没有做好足够的准备，超出了自身的承载能力。生鲜电商目前是一个热点，作为以生鲜为主业的传统超市永辉在采购和损耗控制方面具有绝对的优势，但是涉足线上则还仍需要依靠资金、物流以及运营等多方面的经验。此外，对于生鲜来说，电商除了现有的线下成本外，还需要增加包装、配送以及配送员等成本，电商目前的运营效率并不及传统超市，这可能也是永辉超市电商之路失败的一个重要原因。

3. 红星美凯龙

红星美凯龙是中国家居业第一品牌。2012 年 8 月，红星美凯龙旗下红美商城宣布开始公测，逐步投入运营。商城的业务主要分为三大体系：包括以家居建材产品为主的在线 B2C 平台业务、以家纺家饰及小件家居用品为主的线上闪购业务和家居用品的团购业务，分别对应页面顶端的“商城”“抢购”“团购”三个入口。

不过，据报道，在上线运营的半年内，红美商城交易额仅为 4 万元左右，但先期投入已达 2 亿元。2013 年 1 月，红美商城被传发生人事震荡，原电商负责人于 2012 年年底离职。随后，2013 年 3 月，红美商城全新改版，正式更名为星易家，由红星美凯龙体系的领导全权负责，同时把线上销量纳入线下商城的考核体系，让线下商城共同参与电商业务。而红星美凯龙之前在红美商城花费的一系列推广费用几乎全都打了水漂。

红星美凯龙线上业务的失败，主要原因是线上线下没有实现很好的联动和融合，线下品牌的优势以及供应商资源无法在线上得到很好的利用，从而对消费者的吸引力不够，这也许是红星美凯龙短时间发生如此重大调整的直接原因。究其根本原因，还是公司对电子商务业务认识不足，战略规划不清晰所致。

4. 以纯

从 2010 年底开始，以纯开始试水电子商务，两年来在天猫和京东两个销售平台取得了不错的业绩，但是线上线下冲突的问题也一直没有得到很好的解决，2013 年 1 月，以纯宣布暂停电商业务，以纯在线商城及天猫旗舰店、京东店铺停止运营，原有以纯品牌退出电商渠道。不过，两个月之后，以纯开始谋划推出网络专供品牌。2013 年 3 月 21 日以纯的网络专供品牌 A21 在天猫旗舰店正式上线，主要面向年轻人群，价格略低于线下品牌。

线上线下渠道的冲突，以及与经销商之间的矛盾是以纯撤出天猫和京东旗舰店的最大原因。这也是每一个传统零售商在电子商务过程中都会遇到的问题，以纯之后给出的解决之道是开发网上专属品牌，对线上和线下的商品进行区隔，这样未尝不是一

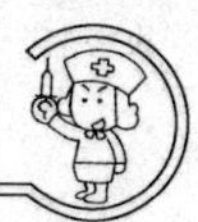

种解决方式。

电商的思考：传统企业做电商失败的最大原因是什么？

从这些失败案例来分析，不难发现，传统企业接触电子商务的过程中遭遇困境的最大原因，还是对电子商务不了解，没有搞清楚电子商务在自己企业中的战略定位，因此，也就不知道怎么利用电子商务实现和自身业务的协同，更不知道结合自身业务的不同状况采用差异化的电子商务形式，因为有的品类适合在互联网上销售，而有的则更适合以移动端作为中心。而这些是企业在接触电子商务的第一步就要弄明白的问题。

此外，在企业内部，决策者应该赋予电子商务部门更多的独立性和资源调配能力，使之不要将过多的精力花费在内耗上，也是决定传统企业进入电商成败的一个关键原因。

虽然存在诸多的困难，但是传统零售商走进电商是大势所趋，很多零售商在电商的实践中摸索，从失败中寻找方法和经验，从而更好地发展电子商务。

创业案例 CHUANGYEANLI

留日医学博士冯坤范回国创业的故事

走过了国外留学12年的艰辛里程，年近四十的医学免疫生物学博士冯坤范女士近日接到上海市苏州河环境综合整治领导小组办公室的通知："我办同意上海玉垒环境生物技术有限公司在苏州河支流新泾港的支流周家浜上进行底泥生态生物修复试验。"河道污染，底泥是个难以解决的大问题。采用清淤办法捞起底泥所造成的二次污染更是令人头疼。在日本从学士到博士冯坤范学的是医学免疫生物学，说起回国缘由竟是一次自尊心受到的伤害。她硕士毕业开派对时，一位日本教授寒酸地送来一大袋过期一两天的面包给她的女儿吃，还说"不要紧，你是学免疫学的。苏州河又黑又臭你为什么不把知识拿回去。"一句话，冯坤范要记一辈子。她开始浏览并钻研世界上处理环境最先进的生物修复技术。

去年8月，冯坤范回国后才发现这一技术在国内还是空白，她找不到有关生物修复技术的一本专业书，从日本带回来的书成了珍贵的资料。免疫学是微生物学的一个分支，因此进入环境生物修复技术的研究对冯坤范并不困难。这一技术能就地解决污染问题，例如：1994年日本阪神大地震消除尸臭、海湾战争消除石油污染，都采用了生物修复技术。生物修复技术不仅节省资金也避免二次污染给人类带来潜在的危害。它的原理是利用改变菌的电子受体和它的营养源，让它成为复合菌群。但是投入放线菌本身会不会形成新的污染？不会！因为它是吃掉有机污染之后就无物可吃了，自己也就消亡了。冯坤范表示，人类在治理环境时手段非常重要，必须考虑到它可能会给子孙后代造成后遗症。采用生物修复技术治理河流底泥，这在全国范围内还是首创。经过几番曲折，终于在最后的专家评审时，她遇到了一个令她非常尊敬的教授和长者高廷耀，这位同济大学原校长本着严谨的科学态度不仅给予她肯定并十分关切地告诉她需要注意的地方。她成功了。说起公司"玉垒"名字，冯坤范称自己经商为了报国，玉有洁白的意思，以告诫自己下海不能为钱移志。过两天，她的公司就要在新泾港河面上布网了，生物修复试验如果能够达到预期目标，这无疑将会给上海乃至整个中国的河流污染治理带来福音。

资料来源：上海环境热线，http://www.envir.gov.cn/info/np/file.asp?file=9911-13-1.txt

课后练习 KEHOULIANXI

一、填空题

(1) 按照商业活动的运行方式，电子商务可以分为______和非完全电子商务。

(2) 电子商务可提供网上交易和管理等全过程的服务。因此，它具有广告宣传、咨询洽谈、网上定购、网上支付、电子账户、服务传递、______、交易管理等各项功能。

(3) 电子商务作为一种新型的交易方式，将生产企业、流通企业以及______带入了一个网络经济、数字化生存的新天地。

二、选择题

1. 单选题

(1) (　　) 是一种“单通道”的通信方式，消费者不能积极地寻求出售的货物或者与卖家谈判交易条件。

A. 电报　　B. 电话　　C. 传真　　D. 电视

(2) 基于国际互联网的电子商务属于电子商务的 (　　)。

A. 萌芽时期　　B. 形成时期　　C. 管理发展时期　　D. 未来时期

(3) 以下哪一条不是电子商务对采购带来的影响 (　　)。

A. 成本降低　　B. 人员减少　　C. 效率提高　　D. 产品增加

(4) 以下哪一条不是电子商务对销售带来的影响 (　　)。

A. 突破了时间与空间　　B. 真实的商品展示

C. 全方位展示产品　　D. 降低企业的交易成本

(5) 以下哪一条不是电子商务对消费者带来的影响 (　　)。

A. 改变了消费者对商品的爱好

B. 改变了消费者信息搜集的方式

C. 改变了消费者购买商品成本

D. 改变了消费者购后行为

2. 多选题

(1) 电子商务按三流 (信息流、资金流、物流) 是否合一在网上分为 (　　)。

A. 有形商品电子商务　　B. 无形商品电子商务

C. 完全电子商务　　D. 非完全电子商务

(2) 电子商务对消费者购物的影响包括 (　　)。

A. 改变了消费者信息搜集的方式

B. 改变了消费者的兴趣爱好

C. 改变了消费者购后行为

D. 以上都是

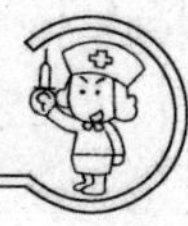

(3) 电子商务按交易对象分类可以分为（　　）。

A. 有形商品电子商务　　B. 无形商品电子商务

C. 完全电子商务　　D. 非完全电子商务

(4) 电子商务对企业销售带来的影响包括（　　）。

A. 减少采购成本　　B. 突破了时间与空间的限制

C. 减少企业库存　　D. 全方位展示产品，促使顾客理性购买

(5) 电子商务对企业生产加工过程带来的影响包括（　　）。

A. 缩短了生产与研发的周期　　B. 减少销售成本

C. 减少采购成本　　D. 减少企业库存

三、名词解释

(1) ABC 模式。

(2) 电子商务的定义。

四、简答题

(1) 简述 B2B 模式的盈利方式。

(2) 简述电子商务的功能。

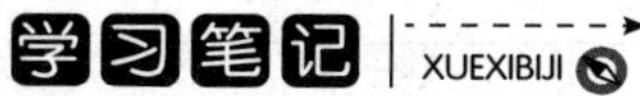

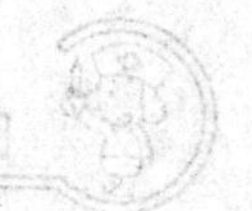

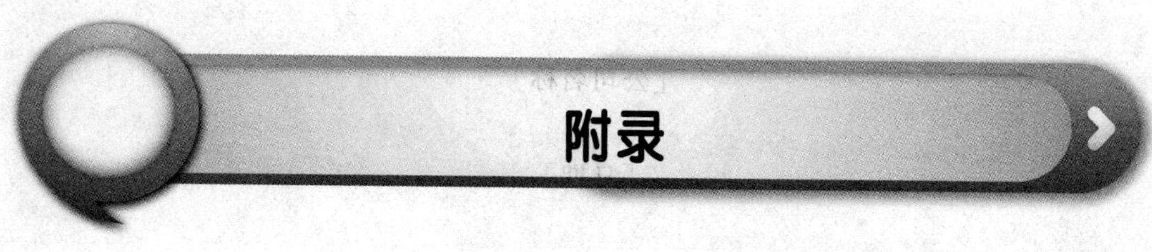

附录

商　业　计　划　书

项目名称＿＿＿＿＿＿＿＿＿＿＿＿＿＿＿＿＿＿＿＿

项目单位＿＿＿＿＿＿＿＿＿＿＿＿＿＿＿＿＿＿＿＿

地　　址＿＿＿＿＿＿＿＿＿＿＿＿＿＿＿＿＿＿＿＿

电　　话＿＿＿＿＿＿＿＿＿＿＿＿＿＿＿＿＿＿＿＿

传　　真＿＿＿＿＿＿＿＿＿＿＿＿＿＿＿＿＿＿＿＿

电子邮件＿＿＿＿＿＿＿＿＿＿＿＿＿＿＿＿＿＿＿＿

联 系 人＿＿＿＿＿＿＿＿＿＿＿＿＿＿＿＿＿＿＿＿

[公司名称]

[日期]

目 录

摘 要

说明：在两页纸内完成本摘要

[摘要内容参考]

1. 公司基本情况（公司名称、成立时间、注册地区、注册资本，主要股东、股份比例，主营业务，过去三年的销售收入、毛利润、纯利润，公司地点、电话、传真、联系人。）

2. 主要管理者情况（姓名、性别、年龄、籍贯，学历/学位、毕业院校，政治面貌，行业从业年限，主要经历和经营业绩。）

3. 产品/服务描述（产品/服务介绍，产品技术水平，产品的新颖性、先进性和独特性，产品的竞争优势。）

4. 研究与开发（已有的技术成果及技术水平，研发队伍技术水平、竞争力及对外合作情况，已经投入的研发经费及今后投入计划，对研发人员的激励机制。）

5. 行业及市场（行业历史与前景，市场规模及增长趋势，行业竞争对手及本公司竞争优势，未来3年市场销售预测。）

6. 营销策略（在价格、促销、建立销售网络等各方面拟采取的策略及其可操作性和有效性，对销售人员的激励机制。）

7. 产品制造（生产方式，生产设备，质量保证，成本控制。）

8. 管理（机构设置，员工持股，劳动合同，知识产权管理，人事计划。）

9. 融资说明（资金需求量、用途、使用计划，拟出让股份，投资者权利，退出方式。）

10. 财务预测（未来3年或5年的销售收入、利润、资产回报率等。）

11. 风险控制（项目实施可能出现的风险及拟采取的控制措施。）

第一部分　公司基本情况

公司基本情况：

公司名称____________

成立时间____________

注册资本____________

实际到位资本__________

其中现金到位__________

无形资产占股份比例________%

注册地点______________

公司性质为：请填写公司性质，如：有限公司、股份有限公司、合伙企业、个人独资等，并说明其中国有成分比例和外资比例。

公司沿革：说明自公司成立以来主营业务、股权。注册资本等公司基本情形的变动，并说明这些变动的原因。

目前公司主要股东情况：列表说明目前股东的名称及其出资情况，如下表所示。

股东名称	出资额	出资形式	股份比例	联系人	联系电话
甲方					
乙方					
丙方					
丁方					
戊方					

目前公司内部部门设置情况：以组织机构图来表示本公司的独资、控股、参股由公司经营及非法人机构的情况：

以图形方式表示，如下所示。

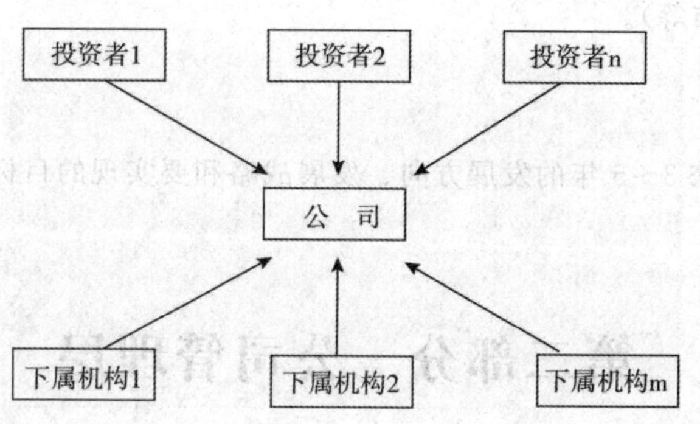

公司曾经经营过的业务有________、________、________、________、________。

公司目前经营的业务为________、________、、________、________。

目前主营业务为________。

公司目前职工情况：

如：拥有员工______人，其中管理人员______人，生产工人______人；管理人员中，大专以上文化程度的有______人，占员工总数______%，大学本科以上的有______人，占员工总数______%，硕士学位（含中级职称）以上的有______人，占员工总数______%，博士学位（含高级职称）以上的有______人，占员工总数______%。列表说明：

员工人数	专科文化程度		大学本科		硕士（中级职称）		博士（高级职称）	
	人数	比例	人数	比例	人数	比例	人数	比例
管理人员								
生产工人								

公司经营财务历史，列表说明：

单位：万元

项目	本年度	前 1 年	前 2 年	前 3 年
销售收入				
毛利润				
纯利润				
总资产				
总负债				
净资产				
负债率				
净资产收益率				

公司近期及未来 3～5 年要实现的目标（行业地位、销售收入、市场占有、产品品牌以及公司股票上市等）。

公司近期及未来 3～5 年的发展方向、发展战略和要实现的目标。

第二部分　公司管理层

董事会成员名单：

序号	职　务	姓　名	工　作　单　位	学历或职称	联系电话
1	董　事　长				
2	副董事长				
3	董　事				
4	董　事				
5	董　事				
6	董　事				
7	董　事				
8	董　事				
9	董　事				

董事长

姓名______性别______年龄______籍贯______联系电话______

学历______学位______所学专业________职称________

毕业院校__________户口所在地__________

主要经历和业绩：着重描述在本行内的技术和管理经验及成功事例。

总经理

姓名______性别______年龄______籍贯______ 联系电话______

学历______学位______所学专业______职称________

毕业院校__________户口所在地__________

主要经历和业绩：着重描在本行业内的技术和管理经验及成功事例。

技术开发负责人

姓名______性别______年龄______籍贯______联系电话________

学历______学位______所学专业________职称______

毕业院校__________户口所在地__________

主要经历和业绩：着重描述在本行业内的技术水平、经验和成功事例。

市场营销负责人

姓名________性别________年龄________籍贯________联系电话________

学历________学位________所学专业________职称__________

毕业院校__________________户口所在地______________________

主要经历和业绩：着重描述在本行业的营销经验和成功事例。

财务负责人

姓名________性别________年龄________籍贯________联系电话________

学历________学位________所学专业________________职称______________

毕业院校__________________户口所在地______________________

主要经历和业绩：着重描述在财务、金融、筹资、投资等方面的背景、经验和业绩。

其他对公司发展负有重要责任的人员（可增加附页）

姓名______性别______年龄______籍贯______联系电话________

学历______学位______所学专业________职称________

毕业院校__________户口所在地__________

主要经历和业绩：根据公司的需要，来描述不同人员在特定方面的专长。

第三部分 产品/服务

产品/服务描述（这里主要介绍拟投资的产品/服务的背景、目前所处发展阶段、与同行业其他公司同类产品/服务的比较，本公司产品/服务的新颖性、先进性和独特性，如拥有的专门技术、版权、配方、品牌、销售网络、许可证、专营权、特许权经营等）：

公司现有的和正在申请的知识产权（专利、商标、版权等）：

专利申请情况：

产品商标注册情况：

公司是否已签署了有关专利权及其他知识产权转让或授权许可的协议？如果有，请说明（并附主要条款）：

目标市场：这里对产品面向的用户种类要进行详细说明。

________、________、________、

________、________、________、

________、________、________、

________、________、________、

产品更新换代周期：更新换代周期的确定要有资料来源。

产品标准：详细列明产品执行的标准。

详细描述本公司产品/服务的竞争优势（包括性能、价格、服务等方面）：

产品的售后服务网络和用户技术支持：

第四部分　研究与开发

公司已往的研究与开发成果及其技术先进性（包括技术鉴定情况、获国际、国家、省、市及有关部门和机构奖励情况）：

公司参与制定产品或技术的行业标准和质量检测标准情况：

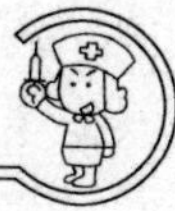

国内外研究与开发情况，以及公司在技术与产品开发方面的国内外主要的竞争对手（5 家）情况，公司为提高竞争力拟采取的措施：

到目前为止，公司在技术开发方面的资金总投入是多少，计划再投入的开发资金是多少（列表说明每年购置开发设备、开发人员工资、试验检测费用，以及与开发有关的其他费用）：

请说明，今后为保证产品质量，产品升级换代和保持技术先进水平，公司的开发方向、开发重点和正在开发的技术和产品等情况：

公司现有技术开发资源以及技术储备情况：

公司寻求技术开发依托（如大学、研究所等）情况，合作方式：

公司将采取怎样的激励机制和措施，来保持关键技术人员和技术队伍的稳定：

公司未来 3～5 年在开发资金投入和人员投入的计划（万元）：

年　份	第 1 年	第 2 年	第 3 年	第 4 年	第 5 年
资金投入					
人员个					

第五部分　行业及市场情况

行业情况（行业发展历史及趋势，哪些行业的变化对产品利润、利润率影响较大，进入该行业的技术壁垒、贸易壁垒。政策限制等，行业市场前景分析与预测）：

过去 3 年或 5 年和年全行业销售总额：必须注明资料来源。

单位：万元

年　份	前 5 年	前 4 年	前 3 年	前 2 年	前 1 年
销售收入					
销售增长率					

未来 3 年或 5 年各年全行业销售收入预测：必须注明资料来源。

单位：万元

年　份	第 1 年	第 2 年	第 3 年	第 4 年	第 5 年
销售收入					

本公司与行业内五个主要竞争对手的比较：主要描述在主要销售市场中的竞争对手。

竞争对手	市场份额	竞争优势	竞争劣势
本公司			

市场销售有无行业管制，公司产品进入市场的难度分析：

公司未来 3 年或 5 年的销售收入预测（融资不成功的情况下）：

单位：万元

年　份	第 1 年	第 2 年	第 3 年	第 4 年	第 5 年
销售收入					
市场份额					

公司未来 3 年或 5 年的销售收入预测（融资成功情况下）：

单位：万元

年　份	第 1 年	第 2 年	第 3 年	第 4 年	第 5 年
销售收入					
市场份额					

第六部分　营销策略

产品销售成本的构成及销售价格制定的依据：

如果产品已经在市场上形成了竞争优势，请说明与哪些因素有关（如成本相同但销售价格低、成本低形成销售优势，以及产品性能、品牌、销售渠道优于竞争对手产品，等等）：

在建立销售网络、销售渠道、设立代理商、分销商方面的策略与实施：

在广告促销方面的策略与实施：

在产品销售价格方面的策略与实施：

在建立良好销售队伍方面的策略与实施：

产品售后服务方面的策略与实施：

其他方面的策略与实施：

对销售队伍采取什么样的激励机制：

第七部分　产品制造

产品生产制造方式（公司自建厂生产产品，还是委托生产，或其他方式，请说明原因）：

公司自建厂情况，购买厂房还是租用厂房，厂房面积是多少，生产面积是多少，厂房地点在哪里，交通、运输、通信是否方便：

现有生产设备情况（专用设备还是通用设备，先进程度如何，价值是多少，是否投保，最大生产能力是多少，能否满足产品销售增长的要求，如果需要增加设备，采购计划、采购周期及安装调试周期；如果需要大规模建设，是否选择“交钥匙”方式进行，“交钥匙”工程的承包机构是否提供工期、质量方面的保证，如何对这些保证加以实施）：

请说明，如果设备操作需要特殊技能的员工，如何解决这一问题：

简述产品的生产制造过程、工艺流程：

如何保证主要原材料、元器件、配件以及关键零部件等生产必需品的进货渠道的稳定性、可靠性、质量及进货周期，列出3家主要供应商名单及联系电话：

主要供应商1 ________________________
主要供应商2 ________________________
主要供应商3 ________________________

正常生产状态下，成品率、返修率、废品率控制在怎样的范围内，描述生产过程中产品的质量保证体系，以及关键质量检测设备：

产品成本和生产成本如何控制，有怎样的具体措施：

产品批量销售价格的制订，产品毛利润率是多少？纯利润率是多少？

第八部分　管　理

请说明：为保证融资项目按计划实施，公司准备今后各年陆续设立哪些机构，各机构配备多少人员，人员年收入情况。请用图表统计表示出来，附在本计划中。

公司是否通过国内外管理体系认证？

公司对管理层及关键人员将采取怎样的激励机制：

公司是否考虑员工持股问题，请说明：

公司是否与掌握公司关键技术及其他重要信息的人员签订竞业禁止协议，若有，请说明协议主要内容：

公司是否与每个雇员签订劳动用工合同：

公司否与相关员工签订公司技术秘密和商业秘密的保密合同：

公司是否为每位员工购买保险，请说明保险险种：

公司是否存在关联经营和家族管理问题，若有，请说明：

公司与董事会、董事、主要管理者、关键雇员之间是否有实际存在或潜在的利益冲突，如果有，请说明解决办法：

请说明，公司对知识产权、技术秘密和商业秘密的保护措施：

请说明，项目实施过程中，公司需要哪些外部支持，如何获得这些支持：

第九部分　融资说明

为保证项目实施，需要新增投资是__________万元，
新增投资中，需投资方投入______万元，对外借贷______万元，
公司自身投入______万元。如果有对外借贷，抵押或担保措施是什么？

请说明投入资金的用途和使用计划：

希望让投资方参股本公司还是投资合作成立新公司？请说明原因：

拟向投资方出让多少权益？计算依据是什么？

预计未来3年或5年平均每年净资产收益率是少？

投资方可享有哪些监督和管理权力？

如果公司没有实现项目发展计划，公司与管理层向投资方承担哪些责任？

投资方以何种方式收回投资，具体方式和执行时间：

在与公司业务有关的税种和税率方面，公司享受哪些政府提供的优惠政策及未来可能的情况（如市场准入、减免税等方面的优惠政策）：

需要对投资方说明的其他情况：

第十部分　财务计划

产品形成规模销售时，毛利润率为______%，纯利润率为______%。

请提供：未来3—5年的项目盈亏平衡表、项目资产负债表、项目损益表、项目现金流量表、项目销售计划表、项目产品成本表。

（第一年每个月计算现金流量，共12个月，第二年每季度计算现金流量，共四个季度，第三、四、五年每年计算现金流量，共三年）

注：每一项财务数据要有依据，要进行财务数据说明。

第十一部分　风险控制

请详细说明该项目实施过程中可能遇到的风险及控制、防范手段（包括政策风险、加入WTO的风险、技术开发风险、经营管理风险、市场开拓风险、生产风险、财务风险、汇率风险、投资风险、股票风险、对公司关键人员依赖的风险等。以上风险如适用，每项要单独叙述控制和防范手段）：

第十二部分　项目实施进度

详细列明项目实施计划和进度（注明起止时间）：

第十三部分　其他

为补充本项目计划书内容，需要进一步说明的有关问题（如公司或公司主要管理人员和关键人员过去、现在是否卷入法律诉讼及仲裁事件中，对公司有何影响）。

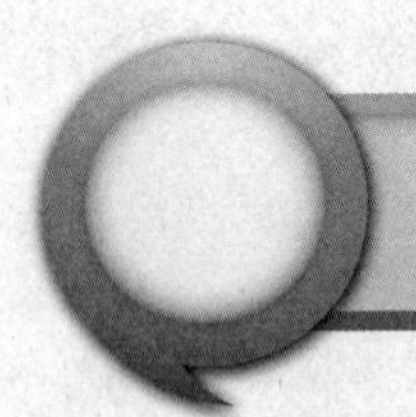

参考文献

[1] 马腾文. 大学生职业生涯规划与就业创业指导 [M]. 长春：东北师范大学出版社，2011.

[2] 焦连合. 新编大学生职业发展与就业指导教程 [M]. 济南：山东大学出版社，2007.

[3] 张娅. 高职毕业生就业问题的研究 [M]. 西安：西安建筑科技大学，2008.

[4] 李孝录. 高职院校毕业生就业问题及对策研究 [M]. 石家庄：河北师范大学，2007.

[5] 赵新娟. 高职高专学生就业与创业指导 [M]. 北京：北京交通大学出版社，2006.

[6] 王兆明. 大学生职业指导 [M]. 苏州：苏州大学出版社，2009.

[7] 高校就业类教材课题研究组. 大学生职业发展与就业指导 [M]. 长春：吉林大学出版社，2009.

[8] 李山东. 思想教育教程 [M]. 济南：山东友谊出版社，2011.

[9] 罗天虎. 创业学教程 [M]. 西安：西北工业大学出版社，2004.

[10] 于学甫. 大学生就业与创业指导 [M]. 苏州：苏州大学出版社，2008.

[11] 张艳. 大学生职业指导实训教程 [M]. 北京：高等教育出版社，2008.

[12] 李秀华，刘武，赵得奎. 大学生创新与创业 [M]. 长春：吉林大学出版社，2015.

[13] 石英姿. 大学生创业教育研究 [J]. 辽宁教育行政学院学报，2005 (3).

[14] 陈蕾、朱爱荣. 关于西部大学生自主创业环境的调查与思考 [J]. 科技资讯，2009 (9).

[15] 刘沁玲. 高校毕业生创业环境分析 [J]. 学术论坛，2008 (8).

[16] 池仁勇. 日本中小企业创业意识的产生及其分类分析 [J]. 现代日本经济，2001 (4).

[17] 杨涌滨. 论当代大学生创业能力及其培养 [J]. 河南社会科学，2003.